Comida fantástica

Comida fantástica*

Laura Caorsi

* fantástico, ca
Del lat. tardío *phantastĭcus*, y este del gr. *φανταστικός*
phantastikós

1. adj. Quimérico, fingido, que no tiene realidad y consiste
solo en la imaginación
2. adj. Perteneciente o relativo a la fantasía
3. adj. Presuntuoso y entonado
4. adj. coloq. Magnífico, excelente

VERGARA

Papel certificado por el Forest Stewardship Council®

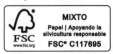

MIXTO
Papel | Apoyando la
silvicultura responsable
FSC® C117695

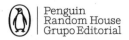

Penguin
Random House
Grupo Editorial

Primera edición: junio de 2024

© 2024, Laura Caorsi
© 2024, Penguin Random House Grupo Editorial, S.A.U.
Travessera de Gràcia, 47-49. 08021 Barcelona

Printed in Spain – Impreso en España

ISBN: 978-84-19820-05-1
Depósito legal: B-7841-2024

Compuesto en Llibresimes, S. L.

Impreso en Black Print CPI Ibérica
Sant Andreu de la Barca (Barcelona)

VE 2 0 0 5 1

A papá.
Ojalá pudieras leerme todavía

Índice

Prólogo

—¿Cuál es el parásito más resistente?

Con esta inquietante pregunta aborda Dom Cobb (Leonardo DiCaprio) al multimillonario japonés Saito (Ken Watanabe) en la película *Inception* (en castellano, *Origen*), de Christopher Nolan. Ante el silencio de Saito, Dom sigue adelante:

—¿Una bacteria? ¿Un virus? ¿Una tenia intestinal?

Aquí la respuesta:

—Una idea. Resistente, muy contagiosa. Una vez que una idea se ha apoderado del cerebro es casi imposible erradicarla.

Cito este fragmento porque hay una idea que ha parasitado nuestros cerebros: que la mayoría de los alimentos que encontramos en los supermercados son sanos y seguros. Podría citar muchas investigaciones que la desmienten, pero, para no extenderme, solo mencionaré una: la que publicaron en 2020 Marta Beltrá y colaboradoras, investigadoras de la Universidad Miguel Hernández. Su trabajo constató que el 97 % de los alimentos comercializados para niños o adolescentes (según la publicidad en el envase, en televisión o en internet) son malsanos (*Int J Environ Res Public Health*. 2020 Oct 21;17(20):7699). Desolador. Y es que adultos y niños tragamos un altísimo porcentaje de cosas que parecen comida, que huelen a comida, que saben a comida, pero que no son exactamente comida. Son más bien sustancias comestibles que acortan nuestra esperanza de vida y empeoran nuestra calidad de vida (*BMJ*. 2024 Feb 28;384:e077310).

Sin embargo, la idea de que los productos disponibles son seguros y sanos ha prendido y persiste. Y lo grave del asunto es que concurren, como mínimo, tres situaciones que hacen verdaderamente complicado erradicarla:

- La infección no solo es masiva, sino que ocurre como con el universo: se expande. Gracias a *Comida fantástica* entenderás que «la diversidad alimentaria es un espejismo», que en los supermercados encontramos «una pera entre miles de galletas», o que «en los envases de alimentos y bebidas, la fantasía está desatada, y esto entraña un peligro real». Para su autora, Laura Caorsi, esto es una tragedia. También lo es para quien sepa que cada año mueren en Europa 2,1 millones de personas por enfermedades cardiovasculares atribuibles a una mala alimentación (*Eur J Epidemiol*. 2019 Jan;34(1):37-55).
- Nuestro cerebro no está bien preparado para hacer frente a esa idea perniciosa. Tal y como evidenció Francisco José Ojuelos, abogado experto en derecho alimentario, en el artículo «Libertad parental como barrera frente a la publicidad de productos alimentarios malsanos dirigidos al público infantil» (*Rev Pediatr Aten Primaria*. 2020;22:e65-e80):

Incluso entre un público relativamente bien informado *(well-educated)* en una estimación optimista *(best-case scenario)*, solo el 4 % es capaz de identificar los azúcares añadidos leyendo el etiquetado.

- Para despistar a nuestro sistema inmunitario, la infección cuenta con medios muy vigorosos. Hercúleos. Laura explica que en España se invierten 2,5 millones de euros al día «en anunciar comida, lugares donde comprarla o sitios para comer». Y a esto se suman los recursos que se invierten en las etiquetas y en los envases de los alimentos, que también funcionan como soportes publicitarios, como comprobarás conforme vayas leyendo este imprescindible libro. Etiquetas y envases muy bien pensados para que no solo compremos la comida que esconden, sino, sobre todo, «lo que esa comida representa».

Afortunadamente, con *Comida fantástica* tenemos en nuestro haber un poderoso agente antimicrobiano que combate ese parásito con eficacia, eficiencia y efectividad. Y lo hace con inteligentísimas analogías y cuidadas explicaciones que eliminan, uno tras otro, los antifaces con los que se disfrazan los productos malsanos que invaden las tiendas de alimentación. Nos permite, además, ser conscientes de que ir al supermercado sin pensar que nos van a manipular es como jugar a la ruleta rusa creyendo que la pistola está vacía. Porque, y vuelvo a citar a Laura, «entramos a hacer la compra con el carrito vacío y la cabeza llena de promesas».

Voy a dejar de citar frases de *Comida fantástica* que me han fascinado, porque este prólogo ocuparía treinta páginas. A cambio, citaré una que el catedrático de nutrición Abel Mariné suele emplear para referirse al sinnúmero de libros desaconsejables de alimentación que corrompen las estanterías de librerías y bibliotecas: «Tienen cosas buenas y originales, pero las buenas no son originales y las originales no son buenas». En el caso de *Comida fantástica* ocurre justo lo contrario: además de tener cosas buenas y originales, resulta que las buenas son originales y las originales son requetebuenas.

Desde que conozco a Laura, y ya van más de diez años, ninguno de mis libros ha visto la luz sin antes pasar por su microscopio milimétricamente ajustado y escrupulosamente calibrado. Así que no tengo palabras para describir el enorme placer y el gigantesco agradecimiento que siento escribiendo estas líneas y sosteniendo en mis manos esta herramienta de información ciudadana y este regalo a la salud pública llamado *Comida fantástica*.

¡Gracias infinitas, admirada amiga, y enhorabuena por este fantástico librazo!

Julio Basulto
Dietista-nutricionista
Facultad de Ciencias de la Salud y el Bienestar,
Universidad de Vic-Universidad Central de Cataluña
(UVic-UCC).
juliobasulto.com

Introducción

Hacer la compra en el supermercado es una actividad cotidiana que está llena de trampas. Parece fácil sortearlas, pero no lo es. Elegir alimentos en una sociedad hiperindustrializada como la nuestra es un acto complejo que requiere de formación, buena vista, convicción y paciencia. El marketing actual es muy sofisticado, en el sentido más amplio del término: los mensajes que recibimos no son fruto de la casualidad y están muy lejos de ser naturales o espontáneos. Se invierten muchas horas en pensar y afinar unos textos a sabiendas de que se leerán en segundos. Las empresas de alimentación destinan enormes cantidades de dinero a la promoción de sus productos, a elegir las mejores imágenes y palabras para contar sus características, mientras nosotros nos hemos quedado atrás: no manejamos ese idioma con soltura ni disponemos de las herramientas adecuadas para decodificarlo.

En los envases alimentarios no todo es lo que parece ni todo lo que se insinúa es veraz. Lo que se muestra es, como mínimo, una versión mejorada de lo que hay dentro, y en no pocas ocasiones está muy alejado de la realidad. Es más, algunos de los mensajes que hay estampados en los envases nos conducen a hacer interpretaciones erróneas que van en contra de nuestros intereses gastronómicos, económicos y de salud. Son sugerencias, no afirmaciones, que a veces hacen equilibrios en los límites de la legalidad; mensajes sutiles que influyen de manera contundente en nuestras decisiones alimentarias, con todas las repercusiones que esto conlleva.

Disponer de buena información —y entenderla— es lo que nos permite elegir con verdadera libertad. Sin embargo, compramos desinformados. Cuando se trata de alimentos cuyos envases están cargados de mensajes, palabras y etiquetas que nos aturden, o que no acabamos de comprender, la mayoría de las personas a menudo escogemos sin saber o, lo que es peor, creyendo que sabemos. ¿Qué quiere decir «original»? ¿Los productos *light* son mejores? ¿Es lo mismo un contenido «bajo en sal» que uno «reducido en sal»? ¿De verdad ese alimento ayuda a dormir mejor o aumenta la densidad de los huesos? ¿Siempre es bueno lo que lleva fibra o vitaminas?

Tenemos derecho a entender sin dificultad la información impresa en los envases alimentarios. Cualquier persona que haga la compra debería comprender por sí misma cuáles son las características del producto que está comprando. Y cuando digo «cualquier persona» quiero decir todo el mundo, al margen de la edad, el poder adquisitivo o el nivel de estudios. Para ello hace falta que sucedan dos cosas: por un lado, que la industria brinde la información de un modo más sencillo y, por otro, que la ciudadanía tenga las herramientas necesarias para entender la complejidad de aquello que ve. Pero lo habitual es que no ocurra ni lo uno ni lo otro; lo habitual es que nos cueste encontrar los datos y entenderlos, pese a que muchas veces nos esforzamos para ponerle remedio.

En los envases de alimentos y bebidas, la fantasía está desatada, y esto entraña un peligro real. Una cosa es saber que un producto es insano y, aun así, comerlo o beberlo; y otra muy distinta es consumirlo creyendo que es bueno, que tiene cierta calidad o que nos hará bien porque así lo sugiere su envase. No es lo mismo elegir un producto porque nos gusta o se ajusta a nuestra economía que comprarlo porque creemos que es capaz de innumerables maravillas. Esto último ocurre con más frecuencia de lo que pensamos. Y no nos sale precisamente barato.

La alimentación está ligada a la salud, y la forma en que comemos puede marcar enormes diferencias en la duración y calidad de nuestra vida. Este matiz es importante: no es lo mismo el tiempo que vivimos sanos que el tiempo que duramos vivos. En España, la esperanza de vida es de ochenta años para los hombres y de ochenta y seis años para las mujeres, pero la esperanza de vida con buena salud es de sesenta y tres años en ambos casos.[1] Esto significa que muchas personas pasaremos entre una y dos décadas lastradas por distintas patologías o, lo que es lo mismo, que estaremos más del 20 % de la vida enfermas.

La dieta no es la única responsable de este desagradable pronóstico, pero sí desempeña un papel muy relevante. Diversos estudios muestran el estrecho vínculo que existe entre el consumo creciente de productos ultraprocesados y el aumento progresivo de patologías como la diabetes tipo 2, la hipertensión, la hipercolesterolemia o la obesidad. Estas enfermedades crónicas que, hasta hace unos años, afectaban a una parte de la población en edades avanzadas, ahora suponen un problema masivo y precoz porque cada vez afectan a más personas y se manifiestan a edades más tempranas. Sirva como dato que las cifras de obesidad infantil se han triplicado en los últimos cuarenta años en España,[2] donde cada vez hay más niños y niñas con enfermedades propias de la etapa adulta.

Los productos de gran consumo —esos que comemos o bebemos a diario— tienen relación directa con nuestro bienestar. Los hay de mejor y de peor calidad, más saludables y más superfluos, con envases engañosos, con envases honestos… Y todos, en conjunto, influyen en la salud. Conocer de qué están hechos y aprender a elegir las mejores opciones posibles es imprescindible para controlar una de las variables que más inciden en nuestra calidad de vida presente y futura.

Pese a la abundancia de productos malsanos, de los homenajes que nos damos de vez en cuando y otros numerosos ejemplos de culto al exceso, las personas queremos comer bien, alimentar adecuadamente a nuestra familia, estar sanas y cuidarnos. El problema es que la oferta alimentaria ha cambiado de manera drástica y aún no hemos tomado conciencia de las implicaciones profundas que supone ese cambio. Tampoco hemos tenido ocasión de aprender cómo funcionan las nuevas reglas o qué quiere decir cada cosa para poder adaptarnos. Ya sea porque vamos a comprar comida con la misma ingenuidad de antaño, o porque prestamos demasiada atención a aspectos que no son tan importantes, estamos en situación de desventaja.

Un síntoma evidente de nuestro interés por los alimentos, pero también de la desorientación que sentimos ante ellos, es el auge que han experimentado las aplicaciones para escanear y leer las etiquetas con el móvil. Estas apps existen desde hace tiempo —la más antigua es de 2012—, si bien su proliferación y uso masivo son más recientes: la mayoría se lanzaron en 2019 y, entre todas, suman más de doce millones de descargas en Google Play, la plataforma de aplicaciones para dispositivos Android.[3]

El uso cada vez más cotidiano de estas herramientas es indicativo de la complejidad del paisaje alimentario y de nuestra vulnerabilidad ante él. ¿Cómo es posible que tengamos que utilizar un traductor nutricional para saber qué clase de producto tenemos en la mano? ¿Por qué sentimos que no entendemos nada? ¿De verdad necesitamos una aplicación para hacer la compra en el supermercado y decidir qué vamos a comer? La respuesta corta es: no. Las aplicaciones están bien y pueden ser de utilidad en algún momento puntual, pero lo que de verdad resulta útil es aprender a leer. El auténtico poder consiste en comprender lo que vemos, distinguir la información de la fantasía, y decidir con el saber incorporado.

Este libro está pensado para aprender a mirar los envases de otro modo, señalar las ideas fantasiosas que aparecen plasmadas en ellos y mostrar hasta qué punto esas ideas nos impiden acceder a los datos de valor para tomar decisiones basadas en la información. *Comida fantástica* trata sobre el lenguaje y la publicidad, sobre nutrición y etiquetado nutricional, sobre expectativas y deseos, sobre derecho alimentario y sobre el contexto social donde todo esto confluye. Es multidisciplinar —como la vida misma— y es abierto, porque está pensado para todas las personas que tengan interés en su alimentación, más allá de sus conocimientos en la materia.

A lo largo de los capítulos, que se pueden leer de manera consecutiva, selectiva o desordenada, encontrarás ejemplos de cómo nos seducen las empresas, conocerás herramientas para resistir a la tentación de los envases, y dispondrás de un resumen de las leyes que nos protegen o una muestra de cómo se pueden burlar. También podrás hacer un pequeño recorrido por nuestro paisaje alimentario, crear tu propio alimento fantástico —sin saltarte la legalidad— y conocer algunas propuestas de cómo mejorar la situación actual. En suma, tendrás instrumentos y datos para ganar soltura en el lenguaje del etiquetado. Es posible que por el camino se te rompa alguna fantasía, no puedo negarlo, pero es un coste asumible para plantarle cara a la realidad. No pretendo ser embajadora del desencanto, sino promover una información clara y accesible sobre un asunto tan importante como es nuestra alimentación cotidiana.

Los reclamos que aparecen en los envases deberían ser más honestos; la información, más clara; y nosotros, más críticos y exigentes en estos aspectos. No me refiero solo a quienes vamos a hacer la compra, sino también a las instituciones y a quienes forman parte de la propia industria alimentaria. El dominio público de este «idioma» que serpentea entre la información y la publicidad es más necesario que nunca porque los alimentos envasados no van a desaparecer, porque elegir sin saber es una afrenta a los derechos de la ciudadanía y porque las triquiñuelas de algunas empresas son un agravio comparativo para todas aquellas que comunican de manera honesta y se esfuerzan por hacer las cosas bien.

En definitiva, necesitamos una industria autocrítica, una ciudadanía formada, una legislación actualizada y unos controles eficaces. De todas estas necesidades para mejorar el panorama, hay una que está a nuestro alcance y por la que podemos empezar ya: aprender a leer la información alimentaria.

1

Paisaje alimentario.
Diez postales y un apunte sobre
el espacio que nos rodea

> La mirada recorre las calles como páginas escritas: la ciudad dice todo lo que debes pensar, te hace repetir su discurso, y mientras crees que visitas Tamara, no haces sino retener los nombres con los cuales se define a sí misma y a todas sus partes.
>
> ITALO CALVINO, *Las ciudades invisibles*

El entorno condiciona la relación con la comida, la manera de entenderla y la forma de comer. Determina muchas veces lo que podemos hacer y lo que no. Influye en nuestro deseo y en nuestra imaginación. Orienta nuestras elecciones. El paisaje alimentario que contemplamos dialoga con nosotros: todo lo que hay en él —y todo lo que falta— presenta unas opciones concretas que construyen un modelo de normalidad. Cerca o lejos, abundante o escaso, laborioso o práctico, atractivo o feo... El paisaje incide en lo que nos gusta, tiende puentes, pone trabas. Es dinámico y cambia. Y, cada vez que lo hace, nosotros cambiamos con él.

Antes de entrar en los supermercados, mucho antes de que la mano escoja un envase, tanto el producto que contiene como nuestros mecanismos para elegirlo han experimentado diversas transformaciones que favorecen que se produzca ese contacto. La secuencia mano-envase-carro es un gesto cotidiano, pero detrás de ese movimiento tan simple hay cadenas de procesos e influencias que condicionan nuestro estado en el momento de realizarlo.

En el caso de los productos es fácil enumerar las manipulaciones. Pensemos, por ejemplo, en una lata de tomate frito. Hay que recoger el tomate del campo, transportarlo, lavarlo, triturarlo, freírlo, añadirle especias, conservantes, correctores de acidez, enlatarlo y almacenarlo en unas condiciones adecuadas. Además, hay que vestir esa lata con una imagen y unos mensajes que nos indiquen lo que hay en su interior. Entre el tomate fresco que pende de la planta y la lata de tomate frito que descansa en la estantería del supermercado, hay todo un viaje lleno de cambios.

Nuestro viaje es distinto, quizá más sutil, pero no por ello menos transformador que el del tomate. Ningún fabricante nos aplica correctores de acidez, pero muchos de ellos nos prometen felicidad y dulzura en infinidad de productos malsanos. No nos trituran, pero nos fríen a anuncios de comida y bebida a todas horas y en casi todos los espacios. No nos meten en cámaras frigoríficas, pero nos envuelven en un clima que predispone al consumo de ultraprocesados. Y tampoco nos enlatan, pero nos dibujan un marco conceptual que sitúa a la alimentación en el terreno de los relatos.

Comprender esto es crucial. Más allá de los datos objetivos, de los nutrientes concretos, de lo que digan los especialistas o de cuánto la analicemos de manera racional, la alimentación hunde sus raíces en el campo de las emociones. Un producto es lo que es y, también, lo que significa. Es lo que cuesta y, a la vez, lo que vale; es lo que aporta y lo que representa. Es todo aquello que consigue hacernos sentir. El gusto, el deseo, el rechazo, el placer, la esperanza, el miedo... Todos estos sentimientos primarios forman parte de nuestro vínculo con los alimentos. Y la industria lo sabe y lo explota.

La narrativa alimentaria crece en ese campo abonado de emociones. Las personas no somos indiferentes a ninguna de estas pulsiones porque tenemos la capacidad de sentir e imaginar, y porque vivimos en entornos donde comer va mucho más allá de una necesidad fisiológica. Aquello que comemos y bebemos, el modo en que lo hacemos y la frecuencia de consumo no pueden entenderse sin tener en cuenta que las sociedades son construcciones simbólicas. Compramos comida, pero también lo que esa comida representa.

Por supuesto, el consumo de alimentos y bebidas está condicionado por el poder adquisitivo y las circunstancias vitales. Diversas investigaciones que vinculan renta, alimentación y salud muestran que es más difícil comer bien cuando lo hacemos en soledad, y señalan que el código postal, el nivel de estudios, la falta de tiempo o la precariedad imprimen una huella profunda en nuestra cesta de la compra. Los determinantes sociales tienen un peso muy importante en la elección de lo que comemos.[4] Sin embargo, hay algo más. La presencia exacerbada de ciertos productos y el discurso recurrente que nos llega sobre ellos ejercen una influencia notable en nuestras decisiones alimentarias.

El entorno influye, los mensajes calan. Y, como veremos a lo largo del libro, esto ocurre con especial intensidad dentro de los comercios, porque son los espacios donde todo lo simbólico se traduce en un acto material: el de sacar la cartera y pagar. Ese momento, el de comprar, es el que le da sentido a todas las estrategias de venta. Unas estrategias que operan desde mucho antes y en muchos otros espacios que forman parte de la vida cotidiana.

Los comercios no están aislados de las ciudades ni escindidos de nuestras rutinas ni separados de la maraña de signos que atravesamos a diario. Al contrario, están encastrados ahí. Hay una continuidad. Por eso, antes de analizar lo que vemos en los pasillos de cualquier tienda o supermercado, merece la pena pensar en cómo llegamos a recorrerlos. Renovar nuestra mirada frente a lo que nos resulta habitual.

¿Cómo es ese entorno que tanto influye en nosotros? ¿Qué aspecto tiene? ¿Cuáles son sus elementos más llamativos? ¿De cuántas maneras nos puede afectar? Para responder a estas preguntas e intentar captar la esencia del paisaje alimentario que nos envuelve he elegido una decena de postales. Podrían ser más o podrían ser otras, pero he escogido estas porque me parecen representativas del contexto actual. Son diez instantáneas de ese paisaje al que no siempre hacemos caso porque lo vemos constantemente, pero que condicionan nuestro modo de ver, de comer y de comprar.

POSTAL 1. EL CONFORT DE LA ABUNDANCIA

El paisaje alimentario ha cambiado y nos faltan herramientas para adaptarnos. Hay elementos que observamos con naturalidad y nos resultan familiares, pero no llevan tanto tiempo entre nosotros. Uno de ellos es la abundancia. En menos de ochenta años, Europa ha pasado de la carestía de alimentos a la hiperdisponibilidad alimentaria, del racionamiento a la copiosidad, de recibir comida por la beneficencia del Plan Marshall a tirar a la basura más de 57 millones de toneladas de comida cada año.[5]

La normalidad de hoy está marcada por esa plétora alimentaria. Vivimos en un entorno donde se puede encontrar casi cualquier alimento en cualquier mes del calendario; un entorno donde es posible comer sano y variado y, también, donde la

— 26 —

oferta de productos de muy baja calidad nutricional se multiplica hasta sobrepasar los límites de la imaginación y el consumo. Hay de todo, en todas partes, a todas horas. Y mucho de lo que hay a la vista también está al alcance de la mano. Salvo en los casos de gran vulnerabilidad económica, si algo se come, buena parte de la población tiene la capacidad de comprarlo.

La abundancia de productos —saludables o no— es confortable. Nos da seguridad. Su ausencia, por el contrario, nos genera inquietud y zozobra, incluso cuando es transitoria o se produce de manera puntual. Basta recordar lo que ocurrió al inicio de la pandemia de covid, cuando nos lanzamos en tromba a hacer «compras de búnker», un acopio de comida «por las dudas». En la semana previa a la declaración del estado de alarma —entre el 9 y el 15 de marzo de 2020—, la venta de alimentos aumentó casi un 30 % en España.[6] Los básicos, como las legumbres, la pasta, el arroz, las harinas y las conservas, fueron los primeros en desaparecer de los supermercados.

Las imágenes de estantes vacíos y colas de gente en la puerta de los comercios alimentaron el miedo al hambre y, con él, la paradoja. En un entorno en el que se comercializan más productos de los que somos capaces de consumir y en el que existe un importante despilfarro de alimentos, el sentimiento dominante era el miedo a que no hubiera comida suficiente para todos.

Postal 2. El aumento de los ultraprocesados

Otro elemento cotidiano, inscrito dentro de esta profusión alimentaria, es la presencia creciente de productos envasados; sobre todo, de ultraprocesados. Este concepto, el de ultraprocesado, está ligado al sistema NOVA de clasificación de los alimentos, que los ordena en grupos según lo manipulados y transformados que estén.[7] Para entendernos, no es lo mismo comer fresas frescas que comer mermelada de fresas que comer bombones de chocolate rellenos de mermelada de fresas. Hay niveles de procesamiento que modifican el sabor, la textura o el aspecto de un alimento y, con ello, su perfil nutricional. El ultraprocesado es el nivel máximo de manipulación alimentaria y sus cambios son irreversibles: una vez que el alimento ha pasado de nivel, ya no se puede volver atrás.

El aumento de este tipo de productos es un fenómeno global, encabezado por Estados Unidos y seguido de cerca por varios países de Europa, como Alemania, Reino Unido o Irlanda. En España se consumen entre 160 y 240 kilos de ultraprocesados por persona cada año.[8] La cifra aún está lejos de los 320 kilos anuales per cápita que registra el país norteamericano, pero refleja un consumo sostenido más que uno esporádico. Nos repetimos que «un día es un día» y, quizá por repetirlo tanto, al cabo de treinta días nos comemos quince kilos de «excepciones».

Hay aquí una realidad inobjetable: los productos ultraprocesados duran más tiempo en buen estado que los frescos y son más fáciles de transportar y almacenar. Su composición, en la que destaca un importante contenido de azúcares, grasas y sal, así como la presencia de aditivos alimentarios, permite que su vida útil sea más larga. Esto los hace muy competitivos, atractivos y baratos para los consumidores, y lucrativos para las empresas que los venden. Por eso, entre otras razones, cada vez hay más cantidad de ellos. Las nuevas referencias que se incorporan al mercado se cuentan por miles y, si bien hay muchas que son fugaces o no prosperan, otras se asientan con tanta firmeza en el paisaje alimentario que parece que siempre hubiesen estado ahí.

La maquinaria de lanzamientos no cesa. «La industria alimentaria suma todos los años decenas de miles de nuevos productos a los expositores, algunos de los cuales se convierten en elementos indispensables hasta tal punto que, después de una generación, no se puede pensar en vivir sin ellos», apunta Raj

Patel, profesor, investigador y miembro del Panel Internacional de Expertos en Sistemas Alimentarios Sostenibles (IPES-Food). Y, en esta misma línea, subraya que las empresas «tienen todos los incentivos para vender comida sometida a un procesamiento que la hace más rentable, aunque menos nutritiva. Esto también explica por qué hay a la venta muchas más variedades de cereales para el desayuno que de manzanas».[9]

Hay más cereales que manzanas.

Y más helados que naranjas.

Y muchas más galletas que peras.

POSTAL 3. UNA PERA ENTRE MILES DE GALLETAS

El paisaje alimentario de Europa es muy vasto, pero no infinito. Se puede delimitar. Una forma de entrever cuántas cosas comestibles hay en él es consultar un documento publicado en 2023 por la Oficina Regional de la Organización Mundial de la Salud (OMS).[10] Este informe establece perfiles nutricionales de los alimentos y las bebidas, es decir, los ordena según el tipo de producto y su composición nutricional. La clasificación tiene en cuenta, por ejemplo, la cantidad de grasas saturadas, azúcar o sal que contienen, pero también qué clase de productos son. Para eso crea categorías, que van desde zumos, carnes procesadas y cereales de desayuno hasta bebidas energéticas, frutas y verduras.

Como es lógico, para poder ordenar algo, antes hay que recopilar sus elementos. Esto es, hay que hacer un inventario. Y eso fue lo que hicieron trece Estados miembros de la Unión Europea entre marzo y junio de 2022: inventariar los alimentos y bebidas que se venden en sus territorios. ¿El resultado? En el entorno europeo existen, al menos, 108.578 productos alimenticios diferentes.

Ahora bien, estos productos no se distribuyen de forma homogénea; hay categorías que concentran una mayor cantidad de referencias. Según refleja el documento, estas son las diez que dominan el panorama actual:

Categoría	Número de productos
Productos preparados y listos para consumir	13.309
Carnes, aves y pescados procesados	11.266
Galletas, dulces y tartas	10.810
Frutas y vegetales procesados	10.717 (sin contar las 2.865 variedades de zumos)
Refrescos, aguas embotelladas y otras bebidas	7.303 (sin contar los 603 tipos de bebidas energéticas)
Quesos	6.902
Salsas, *dips* y aderezos	6.854
Yogures, nata y leche agria	6.559
Chocolates y golosinas	6.469
Snacks salados	5.003

La lista sigue —hay veintidós categorías— y hace falta llegar hasta el final para encontrar las frutas y verduras congeladas o frescas, de las que solo se han registrado 386 tipos. Sí, 386 tipos de frutas y verduras entre los más de 108.500 tipos de productos contabilizados. El ratio es demoledor: por cada zanahoria, hay treinta y cuatro platos precocinados; por cada pera, hay veintiocho tartas o galletas; por cada manzana, hay dieciséis tipos de chocolates y golosinas; y por cada brócoli, hay trece tipos de *snacks*.

De todas las opciones comestibles que ha inventariado la Oficina Regional de la OMS en la Unión Europea, solo el 0,35 % son vegetales sin procesar; un grupo de alimentos que, según las actuales guías profesionales de nutrición y dietética, debería ser la base de nuestra alimentación.[11]

Y esto no es todo. El documento de la OMS no se hizo porque sí. Tenía —y tiene— una finalidad. Su principal objetivo es que los países de la Unión Europea lo usen como referencia para restringir la publicidad de productos insanos dirigida al público infantil. Así, este trabajo no solo reúne y clasifica miles de productos comestibles que existen en nuestro entorno, sino que también establece cuáles y cuántos de ellos pasan la criba nutricional de lo que se considera saludable. En consecuencia, determina cuáles serían aptos para anunciarse entre los niños y cuáles no.

De acuerdo con los criterios que maneja el documento, solo se podrían anunciar el 27 % de los productos registrados. O, dicho a la inversa, siete de cada diez productos comestibles no se consideran lo suficientemente saludables como para que su consumo pueda promocionarse entre el público infantil.

Siete de cada diez.

A su vez, el reparto de aprobados y suspensos es desigual. Por ejemplo, mientras que el 100 % de las frutas y verduras frescas podrían anunciarse sin problemas, solo podrían hacerlo el 18 % de los cereales de desayuno. La mayoría contiene cantidades excesivas de azúcar, pese a que sus cajas nos sugieren que son sanos. Y hay otras categorías en las que la cifra de aprobados se desploma todavía más. Entre los *snacks* salados, apenas pasan el filtro el 2 % de los productos. Entre los helados, los chocolates y las golosinas solo superan la criba el 1 % de las referencias. Y entre las bebidas energéticas, los zumos, las tartas y las galletas, no pasa el filtro ninguna.[12] Ni una sola de las miles que hay registradas se considera aceptable desde el punto de vista nutricional, ni siquiera las que presumen de minerales o vitaminas.

Los datos actuales son elocuentes, pero nos seguimos aferrando a dos ideas antiguas: una es que «hay que comer *de todo*» y la otra, que «es importante seguir una dieta equilibrada». ¿De verdad hay que comer «de todo»? Esta frase —muy extendida— tenía sentido hace décadas, cuando todo o casi todo lo que había para comer eran alimentos básicos: frutas, legumbres, leche, huevos, pescado. En un contexto como ese, la variedad dietética garantizaba la diversidad gastronómica y la obtención de todos los nutrientes necesarios para estar sanos. Incluso contemplaba el capricho puntual, como una comida de celebración o un dulce típico en un momento concreto del año. La pregunta es qué sentido tiene comer «de todo» en el presente, cuando los alimentos que merecen la pena ocupan tan poco espacio en el inventario y el entorno favorece que el capricho y la excepción se conviertan en la norma.

El contexto de hoy dificulta hacer elecciones saludables, y muchas veces nos cuesta ver hasta qué punto es así. Por eso me gusta usar el símil del ropero para explicarlo. Imagina que cada mañana, cuando abres el ropero, encuentras un montón de prendas maravillosas. Hay de todo, con infinidad de colores, estampados y texturas, y todo está perfectamente dispuesto para probar diversas combinaciones que te hacen sentir muy bien. Tienes allí todo lo que te gusta y hay prendas y complementos pensados para cada ocasión: con brillos, de fiesta, más sobrios, elegantes, bohemios, sport... Te puedes permitir usarlas todas porque no son demasiado costosas y, además, cada vez que abres el ropero aparece alguna prenda nueva que llama tu atención porque es curiosa o está de moda. En suma, una delicia epatante.

Ahora imagina que en un rincón de ese ropero deslumbrante hay unas prendas básicas, menos aparentes, más sencillas y peor iluminadas. Unas prendas menos glamurosas, del montón; ropa del tiempo de tus abuelos. Y piensa que, cada mañana, cuando abres este mueble fascinante y miras en su interior, recuerdas que algún experto en la materia decía que hay que olvidarse de los brillos, que la vestimenta debería basarse en esas prendas menos lucidas, arrinconadas y vetustas; que todo lo otro, lo que seduce y ocupa la mayor parte del ropero, habría que dejarlo para alguna ocasión especial, que si abusamos del *brilli-brilli* habrá problemas dentro de algunos años.

«Un día es un día», te dices. «Por ponerme esto no pasa nada», razonas. Y así vas cediéndole espacio a los trapitos cautivadores, sintiéndote a gusto con ellos, disfrutándolos, acostumbrándote a sus texturas y colores, pasando buenos momentos con esos modelos… y relegando cada vez más las prendas básicas que son más sosas y menos atractivas. Que ya están muy usadas y vistas.

Esto mismo es lo que pasa con la oferta alimentaria actual: disponemos de un armario inmenso atiborrado de cosas atractivas y baratas, mientras una musiquilla de fondo insiste en que podemos consumirlas todas con moderación, sin detallar nunca cuál es la medida exacta de un consumo moderado. Difícil resistirse a los galanos. Hay que tener mucho autocontrol y convicción para vestir con sencillez día tras día en lugar de echarse el ropero encima.

En cuanto a la segunda frase que nos acompaña como un mantra, la que nos anima a la variedad «en el marco de una dieta equilibrada», llama la atención el lugar donde suele aparecer, porque habitualmente la encontramos en los envases y en los anuncios de aquellos alimentos y bebidas que tienen peor perfil nutricional. El marco del equilibrio y la variedad no está colgado en las ensaladas de bolsa ni en los filetes de ternera ni en un paquete de nueces al natural, sino en las cajas de galletas, las latas de refrescos, los anuncios de comida rápida o las bolsas de *snacks*.

Esto es muy interesante. Se pone el foco en un objetivo general de salud y bienestar, pero quienes nos recuerdan la importancia de mantener el equilibrio para poder alcanzar ese objetivo son los productos malsanos. Además, lo hacen mientras se anuncian para promover su consumo —bella disonancia— y apelando a la acción individual, dejando entrever así que la responsabilidad de la contención y la mesura es toda nuestra.

El mensaje es confuso, cuando no contradictorio. Es un pedido de recato en mitad de una seducción sin pudor; un «cómeme, pero no mucho» o un «nunca dejes de comerme con moderación». Con esta curiosa combinación de instrucciones, no es descabellado pensar que cuando alguien te recomienda equilibrio individual, es probable que sea porque está inclinando la balanza hacia el plato de la desmesura colectiva.

POSTAL 5. EL TAMAÑO CRECIENTE DE LAS RACIONES

Los productos menos saludables ocupan mucho espacio en el paisaje cotidiano. No solo hay más que antes, también son más grandes. Los paquetes, las botellas, las raciones, los menús, los envases que se presentan como formato familiar e individual son bien distintos de como eran hace unos años.

Un ejemplo: el aumento del tamaño de los refrescos. Si tienes cierta edad —digamos, más de cuarenta primaveras—, seguramente puedas corroborarlo de memoria. Quizá te pase como a mí, que conservo alguna foto de principios de los ochenta donde se ven botellas de Coca-Cola de un litro en las que aparecen destacadas las palabras «super familiar». También recuerdo cómo en años posteriores empezaron a comercializarse botellas de plástico de un litro y cuarto, de un litro y medio, de dos litros, y de hasta dos litros y medio —esta última medida, en América Latina—. La botella pesaba tanto que había que sostenerla con las dos manos para servir la bebida y su diámetro era tan grande que no cabía de pie en la puerta de la nevera.

Hoy, el formato grande más común es el de dos litros. Esto significa que, en apenas unos años, el concepto —y la medida— de lo «familiar» ha duplicado su tamaño. En paralelo, encontramos botellas «pequeñas» de medio litro que, por contraste con las otras, se han entendido desde un inicio como formato individual. Solo un dato para situarnos: si el refresco es azucarado, cada una de estas «botellitas» contiene 53 gramos de azúcar: unos seis o siete sobrecitos de los que se sirven con el café.

Un aspecto llamativo acerca de esto es una reciente campaña de Coca-Cola, lanzada a finales de 2023.[13] Dado que ahora prestamos más atención al aspecto nutricional, la compañía pone el foco en sus envases de formato reducido: «Ofrecemos envases más pequeños para que los consumidores puedan elegir la cantidad justa de su bebida y controlar su ingesta de azúcar», dice la empresa. Y es verdad: ahora hay latas mini de 200 ml. Sin embargo, esas latas no sustituyen a los formatos grandes, sino que engrosan el abanico de propuestas. Al menos en España, este refresco se comercializa en diecinueve tamaños diferentes.

«Los paquetes y las porciones no dejan de aumentar, y con ellos nuestras cifras de obesidad —describe el dietista-nutricionista Julio Basulto, que vincula este cambio de medidas con la salud poblacional—. Salvo unas pocas excepciones de productos que siguen vendiéndose en tamaños estandarizados —como el vino o los licores—, la mayoría de los tamaños de las porciones y de los paquetes de productos han crecido de forma implacable durante las últimas décadas».[14] Esto lo vemos dentro del supermercado, por supuesto, pero también fuera de él: en los cines, en los conciertos, en los parques de atracciones, en las cadenas de comida rápida, en el tamaño de las hamburguesas, la bollería o las pizzas. Y, como apunta Basulto, tiene consecuencias:

Las pruebas científicas son concluyentes al respecto: los paquetes y las porciones más grandes hacen que comamos significativamente más.[15] Lo grave es que los consumidores desconocen en gran medida este efecto. [Las personas] solemos tomar el tamaño del paquete como una indicación de lo que debemos comer. Un mayor tamaño de la porción nos lleva a entender de forma inconsciente, o bien que esa es la cantidad normal o apropiada para ingerir, o bien que es tolerable que comamos un poco más de lo que hubiéramos consumido con una ración más pequeña.

El poder del implícito es inmenso. Corrobora la visión del filósofo y teórico de la comunicación Marshall McLuhan, quien sostenía que «el medio es el mensaje».[16] Se refería a los medios de comunicación y a la importancia de sus características porque forman parte de los contenidos, pero bien podría haberse referido a los envases alimentarios. Un envase, entendido como medio, es un mensaje: al mismo tiempo que contiene un producto establece la medida de su ingesta, define la normalidad de consumo y muestra dónde se ubica la frontera entre el hambre y la gula, el apetito y la saciedad.

POSTAL 6. EL ESPEJISMO DE LA DIVERSIDAD

En España y los países de nuestro entorno, además de contar con agua potable y alimentos frescos, vivimos rodeados de otros productos para comer y beber. Hay muchos, son asequibles, más duraderos que los frescos y, a menudo, más grandes que antes. Y, si atendemos a los nuevos lanzamientos junto al recuento de referencias, también podríamos decir que hay mayor variedad. Hoy existen opciones para todos los gustos y esto no es una frase hecha ni un cliché, sino un *leitmotiv* de la industria alimentaria.

Pongamos por caso unas pizzas precocinadas. Hay congeladas y sin congelar. De jamón, de jamón y queso, cuatro quesos, vegetarianas, de espinacas y queso, barbacoa, con chorizo, con carne, con masa extrafina, sin gluten, de tomate, mozzarella y pesto, con salsa cheddar, con salami, de atún y cebolla, con champiñones, con salsa boloñesa, con pollo, con atún y beicon, con rúcula y tomate, con carne picada de cerdo, con queso de cabra y membrillo, de jamón serrano, con carbonara, con piña y jamón de york, con salsa de mostaza y miel... Podría seguir transcribiendo las opciones que hay en cualquier supermercado y las que se ofrecen en las cadenas de *fastfood* hasta completar dos o tres párrafos más, sin repetirme y sin dejar de referirme únicamente a las pizzas.

Y ese es el tema: la inmensa variedad, que tanto nos seduce o tanto nos abruma, es un espejismo de diversidad. La sensación de tener mucho donde elegir es más aparente que real porque lo que encontramos a nuestro paso no son muchas cosas diferentes sino muchas versiones de una misma cosa. Si hablásemos de música, sería como escuchar la misma canción interpretada por distintos artistas y ejecutada con distintos instrumentos. ¿Hay diferencias entre unas versiones y otras? Por supuesto, pero no por ello dejan de sonar la misma letra y los mismos acordes en el mismo orden, una y otra vez.

Los grandes fabricantes de alimentos y bebidas insisten en la idea de la inagotable diversidad. Sin embargo, basta prestar atención a la composición de los productos para poner en duda ese concepto. Los más procesados y malsanos tienden a ocuparlo todo, desplazan a los alimentos saludables de los lugares que transitamos, los alejan de nuestro alcance y, en consecuencia, limitan nuestras alternativas reales de compra. ¿Qué clase de diversidad es la que te guía constantemente a elegir las mismas cosas? ¿Es correcto utilizar el término *elección* en estas circunstancias? En infinidad de espacios cotidianos —sobre todo en los urbanos—, somos comensales cautivos:[17] hay ofertas permanentes de comida, pero nuestras opciones alimentarias son más exiguas de lo que parece.

Juego de luces. Aunque la escenografía y el vestuario cambian con frecuencia gracias al marketing y la publicidad, la melodía de fondo sugiere que asistimos a un espectáculo de monotonía alimentaria. Y la monotonía de ciertos productos, como la radiofórmula, funciona. Funciona porque estos productos están diseñados para gustar —tanto que al 14 % de los adultos y al 12 % de los niños les resultan adictivos—;[18] funciona porque muchas veces no hay otra cosa para elegir y, también, porque su presencia nos proporciona seguridad. La propuesta tiene éxito porque dibuja un territorio conocido y ya sabemos qué podemos esperar en él.

El triunfo del ultraprocesado universal se ve en muchos espacios. Está en los supermercados, en las tiendas de alimentación, en los quioscos y en las máquinas de *vending*. Está en la carta de postres de muchos restaurantes tradicionales, donde no faltan los helados industriales de las principales marcas. Y está en los centros de las ciudades, que cada vez se parecen más entre sí gracias a las multinacionales de restauración; esas cadenas de comida rápida que se instalan con propuestas casi idénticas en países diferentes y homogeneizan los paisajes alimentarios de lugares que incluso están en las antípodas.

McDonald's, Pizza Hut, Burger King, KFC, Domino's Pizza, Taco Bell, Subway, Tim Hortons, Papa John's, Five Guys Burgers… Podrías estar recorriendo una calle de Barcelona, una zona comercial de Tokio, el centro de Buenos Aires o un barrio de París. Podrías estar en cualquier parte del mundo, incluso por primera vez en tu vida y, aun así, sentirte como en casa porque hay elementos que reconoces. Es la familiaridad de lo global. Es la comida industrial como símbolo de identidad y pertenencia. Es el lugar —o el «no lugar», como diría el antropólogo Marc

Augé—[19] donde la supuesta diversidad alimentaria se muestra como lo que en realidad es: una repetición de nombres conocidos, de sabores repetidos y formatos troquelados.

POSTAL 7. EL IMPULSO DE LA FALSA NOVEDAD

La novedad es una herramienta fabulosa para impulsar la venta de comida y disimular que su diversidad es un espejismo. Opera más o menos así: «Si no tengo muchas cosas diferentes que ofrecer, pero necesito llamar tu atención a lo largo del tiempo, modifico ligeramente las que tengo para mostrarte que son nuevas». Unas veces será el sabor; otras, el envoltorio. Quizá modifique el formato o añada algún regalo distinto. Tal vez les quite un ingrediente o lance una edición limitada para apremiarte con la sensación de que, «si no la pruebas ahora, no la podrás degustar jamás».

El objetivo, en cualquier caso, es mantener nuestro interés por un producto que ya conocemos de sobra, pero haciendo que parezca diferente. Como escribió el periodista Jean-Baptiste Alphonse Karr a mediados del siglo xix: «Cuanto más cambia algo, más se parece a lo mismo»,[20] y este mecanismo se repite hasta el hartazgo en la publicidad. Al observar cómo se promueven ciertas bebidas y alimentos, es fácil ver que el uso de lo nuevo es el recurso más viejo de todos. También el más pertinaz.

«Coca-Cola 3000, **nuevo sabor** edición limitada». «Lacasitos *chilli*: si no te picas con cualquier cosa, prepárate para **lo nuevo**». «**Nuevas galletas** hechas con rosquillas Donuts, rellenas, chocolateadas o finas». «Prueba ya **las nuevas** Extremas de queso de Telepizza con bordes cubiertos con mucho queso crujiente». «**Nuevas** Oreo Surprise, envueltas en la deliciosa masa de las tortitas VIPS». «Magnum presenta dos **nuevas variedades** de helados Double. ¡Descúbrelos ahora en formato *stick* o tarrina y sé fiel al placer!». «Una **nueva lata** que no podrás dejar de mirar. El mismo sabor para chuparte los dedos. Descubre cuál es tu momento más Pringles».

He tardado apenas diez minutos en encontrar estos ejemplos; unos ejemplos que es posible que ya no existan cuando se publique este libro. Eso sí, habrá otros. Serán nuevos mensajes viejos diciendo lo de siempre sobre los mismos productos renovados; manteniéndonos «fieles al placer», retocando su aspecto para que no podamos «dejar de mirar». Cambiando todo lo accesorio para que el modelo siga igual y la estructura, inalterable.

POSTAL 8. LOS ULTRAPERPETRADOS Y EL CULTO AL EXCESO

«Necesitamos palabras nuevas para hablar de alimentación», escribí hace más de tres años,[21] y sigo pensando lo mismo. La industria alimentaria de los productos menos saludables —esa que se aferra a la novedad y al espectáculo de variedades— va muy por delante del lenguaje: crea cosas comestibles que no sabemos muy bien lo que son ni con qué términos definirlas.

¿A qué me refiero? A esos productos ultraprocesados que utilizan otros productos ultraprocesados como ingrediente estrella y lo destacan como reclamo. Por ejemplo: el dónut de Oreo, las magdalenas de Filipinos o el batido de Lacasitos. Es decir, a esa suerte de *crossover* alimentario que implica otro paso en la escalada de cambios; un nivel en el que ya no basta con ofrecer helados de ingredientes básicos —como chocolate, vainilla o fresa—, sino en el que se emplean productos industriales ya acabados como parte de una *nueva* creación. En este nivel están los helados de Lotus, de KitKat o de Suchard; las pizzas de Oreo; los batidos de Conguitos o de Donuts; los Donuts de Pantera Rosa o de Lacasitos; los bombones rellenos de galletas Dinosaurus, y así hasta agotar las combinaciones, la imaginación y el páncreas.

Como hemos visto antes, técnicamente el ultraprocesado es el nivel máximo de manipulación alimentaria. El prefijo *ultra*, que significa «en grado extremo», ya lo avisa. Por eso se usa a menudo para referirse a aquellos productos insanos que, como describen las dietistas-nutricionistas Maria Manera y Gemma Salvador, de la Agencia de Salud Pública de Cataluña, «suelen tener listas muy largas de ingredientes, con muy poca o ninguna materia prima básica, e incluir también los componentes que se utilizan en los alimentos procesados, como azúcar, aceites y grasas, sal, antioxidantes, estabilizantes y conservantes».[22]

Estos productos, agregan las dos expertas, «contienen sustancias y aditivos que, aunque son seguros, solo sirven para potenciar o modificar los sabores y los aspectos sensoriales del producto. Están diseñados para ser productos listos para consumir, precocinados o que solo se deben calentar. Suelen tener sabores muy intensos, envases y embalajes muy atractivos, fuertes y agresivas campañas de marketing, declaraciones de salud, un elevado rendimiento económico para quienes los fabrican y suelen pertenecer a grandes empresas y corporaciones».

En suma, los ultraprocesados son formulaciones que han pasado por diversos procesos transformadores —hidrólisis, hidrogenación, incorporación de aditivos, extrusión, prefritura, etc.— que mejoran sus cualidades sensoriales, pero empeoran su calidad nutricional. El problema es que la palabra «ultraprocesado», tan potente para hablar de estos productos comestibles, corre el riesgo de nacer muerta: todavía no la recogen ni la legislación ni el diccionario, y ya se ha quedado pequeña para describir algunos extremos del paisaje alimentario.

¿Cómo llamar al fruto de esas combinaciones de ultraprocesados que nos proponen sus fabricantes, algunos restaurantes, ciertos retos brutales de comida[23] y tantos vídeos particulares que circulan en abundancia por internet? Hace mucho que me pregunto cuál sería el nombre apropiado para designar este grupo de productos, porque formalmente no lo tiene. Y me gusta una apreciación que hizo en 2021 la dietista-nutricionista y tecnóloga alimentaria Beatriz Robles a propósito de lo insanos que son sus ingredientes: «Los ultraprocesados no se elaboran; se perpetran». Desde entonces, y a falta de una denominación oficial, llamo «ultraperpetrados» a estas creaciones que están en el no va más de la manipulación industrial. Unas creaciones que, como ya habrás notado, son redundantes además de malsanas.

Los ultraperpetrados son mezclas dentro de una misma familia de productos;[24] un puñado de sustancias comestibles nacidas de la unión entre las grandes marcas y cadenas de comida rápida, que se utilizan entre sí para generar novedades y alimentar el espejismo de variedad. Son más de lo mismo: aberraciones de la endogamia ultraprocesada.

POSTAL 9. EL SECUESTRO DE LAS EMOCIONES

El lenguaje puede ser opaco algunas veces, pero otras puede ser muy transparente y mostrar más de lo que dicen las palabras. Solo hay que prestar atención. ¿Cómo se venden los alimentos y bebidas menos saludables? ¿Qué conceptos utilizan con mayor recurrencia? ¿Cuáles son sus términos fetiche? Aquí va una pequeña lista de los que acompañan con frecuencia a los productos malsanos:

- Felicidad
- Amor
- Alegría
- Compartir
- Relax
- Diversión
- Placer
- Disfrutar
- Magia
- Aventura

En resumen, las mejores sensaciones de la vida.

Estas palabras, además, no están solas en los anuncios de alimentos o bebidas. Aparecen rodeadas de imágenes, situaciones y personas que llaman nuestra atención porque son atractivas, encarnan objetivos deseables o recrean ambientes que nos gustan. ¿Quién no quiere ser feliz, sentirse querido, disfrutar del placer, compartir una aventura, relajarse en casa o divertirse con amigos? ¿Cómo no aspirar a todo esto? ¿Cómo contener el deseo?

La narrativa alimentaria, no lo olvidemos, es tremendamente emocional. En este sentido, uno de los grandes aciertos de la industria que fabrica ultraprocesados es que los promueve utilizando sentimientos: define sus productos con emociones y, como es natural, se ha quedado con las mejores. El éxito de su discurso es el secuestro semántico de aquello que deseamos casi todos los seres humanos; la apropiación de lo que más nos gusta. Así, la felicidad es beber un refresco, el placer está en un helado, el disfrute consiste en una hamburguesa o la aventura pasa por una bebida estimulante que desborda cafeína y azúcar.

Por supuesto, definir unos productos en estos términos implica definir el resto con los términos contrarios. No es que se haga de manera explícita, pero sí por contraposición o descarte. Es decir, si la ingesta de productos insanos se asocia a la alegría, la felicidad, el placer o la diversión, ¿qué queda para el brócoli, las zanahorias, las mandarinas o el agua? ¿Cuántas veces hemos escuchado que las verduras son «aburridas», que las ensaladas son «tristes» o que tomar fruta de postre es «un rollo»? ¿Cómo hemos llegado a valorar la comida no en términos de sabor o apariencia, sino en términos de aburrimiento o tristeza?

Tal es el poder de los relatos. Un poder que no acaba ahí, en el imaginario, sino que se traduce, además, en acciones, porque concebir los alimentos de esta forma tiene consecuencias: la idea de lo que es divertido, mágico o especial se transforma en decisión de compra cuando elegimos ese tipo de productos en lugar de otros. Su acaparamiento del discurso se refleja en el acaparamiento dietético: van ocupando más parcelas de nuestra vida mientras desplazan a los alimentos saludables. Esto nos ocurre a casi todas las personas en mayor o menor medida, pero les ocurre más a quienes tienen menos recursos. ¿Por qué? Porque las personas, según nuestro poder adquisitivo, les asignamos un significado y un valor distinto a los alimentos.

Este fenómeno se aprecia muy bien en las familias con niños, y lo explica de maravillas Priya Fielding-Singh, que se ha especializado en estudiar los determinantes sociales de la salud. El escenario que esta socióloga y etnógrafa plantea podría resumirse de esta forma: en aquellas familias donde la economía es más holgada, los adultos tienen diversas maneras de agasajar a sus hijos y simbolizar sus cuidados y su amor. Pueden obsequiarles unas zapatillas que les gusten para hacer deporte, unas vacaciones en la playa, un juguete que les haga ilusión o tiempo de calidad compartido. Así, cuando esos niños piden un *snack*, un bollo industrial o un helado, los padres tienen más fácil decirles que no: es posible que haya enfados o un berrinche, pero en ningún caso quedará en entredicho el amor. En cambio, en las familias con economías más precarias, los regalos onerosos no son posibles, los caprichos no son frecuentes, tampoco abundan los tiempos de ocio, no suele haber vacaciones en sitios bonitos ni es factible afrontar el coste de muchos planes en formato familiar. Hay privaciones de manera cotidiana y muchos noes por respuesta a los niños. De este modo, cuando los peques piden un *snack*, un bollo industrial o un helado, estos padres tienen mucho más difícil negarse. La comida insana es asequible, un agasajo que sí se pueden permitir. Acceder a esos pedidos de los niños significa algo totalmente distinto: es un modo de decirles que los quieren, los escuchan y pueden satisfacer sus necesidades o sus gustos.

En palabras de esta investigadora:

Si los padres de bajos ingresos tuvieran los recursos para satisfacer los deseos de sus hijos, tal vez una bolsa de Doritos sería solo una bolsa de Doritos, en lugar de un símbolo excepcionalmente importante del amor y cuidado de los padres.[25]

El sabor de estos productos conquista el paladar de los niños y por eso los piden con insistencia, pero es la narrativa alimentaria la que conquista nuestras percepciones sobre ellos y termina de moldear lo que significan. Ese relato emocional que refuerza la idea de alegría, magia, amor o disfrute, que vincula estos productos a situaciones y hogares felices, que muestra personas saludables y atractivas luciendo sonrisas sin caries…;[26] ese relato, más que ninguna bolsa, caja, lata o botella, es el principal envoltorio de los ultraprocesados.

POSTAL 10. EL ARRULLO DE LA PUBLICIDAD

Los productos alimenticios ocupan una parte importante del paisaje. Lo ocupan físicamente —en tiendas, restaurantes, gasolineras o supermercados—, pero también de forma simbólica, en los anuncios publicitarios y en nuestro imaginario social. Esto implica que, además de vivir en un entorno de gran disponibilidad alimentaria, estamos muy expuestos a imágenes de alimentos y bebidas que nos recuerdan todo el tiempo lo ricos que están, lo convenientes que son y lo fácil que es conseguirlos.

Es posible cuantificar esa presencia con datos. Solo en 2022 se invirtieron 441 millones de euros en anunciar alimentos y bebidas en España. O, lo que es lo mismo, hubo un gasto empresarial de 1,2 millones de euros al día en contarnos qué deberíamos comer y por qué. A esta cifra, de por sí abultada, hay que añadir la del sector de la distribución y la restauración, que destinó otros 497 millones de euros a promocionarse.[27] En suma, las empresas que operan en nuestro país desembolsaron 938 millones de euros en un año —2,5 millones de euros al día— en anunciar comida, lugares donde comprarla o sitios para comer.

Esta inversión multimillonaria —que, para situarnos, duplica el presupuesto anual del Estado para la modernización de las Fuerzas Armadas—[28] se traduce en infinidad de impactos publicitarios. Mensajes que nos alcanzan cuando miramos la televisión, cuando navegamos por internet, mientras usamos las redes sociales o en mitad de un vídeo de YouTube. Anuncios que nos emboscan cuando vamos al cine y tenemos que tragar antes de que empiece la película, cuando escuchamos la radio, cuando vemos un partido de fútbol o con las colaboraciones comerciales de los *influencers*, los sigamos o no. Munición que también nos acribilla en las emisiones de *streamers*, cuando conducimos por la carretera, cuando esperamos en la parada del autobús o cuando vemos un edificio en obras cubierto de arriba abajo por una lona estampada con la marca de alguna cosa comestible.

El bombardeo no cesa jamás.

Las ciudades, de hecho, son espacios publicitarios inmersivos. Todo lo que hay en ellas puede usarse —y se usa— como percha para colgar reclamos. Todo: desde los edificios y el mobiliario urbano hasta los medios de transporte y las personas. La potencia de la publicidad callejera es gigantesca: su alcance llega, día tras día, al 80 % de la población.[29] Muchas veces no prestamos atención a este detalle ni medimos bien su importancia, pero esos anuncios que están ahí, y que se suman a los del móvil, las revistas, el cine, la televisión y la radio, refuerzan el relato alimentario y dibujan el contorno de nuestras opciones.

Quienes viven o trabajan en las ciudades están rodeados de estímulos alimentarios, y estos estímulos no solo abarcan las posibilidades reales de compra sino también la representación gráfica de lo que está en venta. En los espacios urbanos, aunque no siempre tengamos delante el producto, tenemos su nombre o su imagen, para que no nos olvidemos de que existe. El problema es que, en el plano de las representaciones, la mayor parte de los alimentos y bebidas que se anuncian en la actualidad son insanos.[30]

Aquí está el nudo del asunto: casi no vemos anuncios de alimentos básicos, poco procesados o sin procesar. Cuando hay frutas, aparecen en un zumo o dándole sabor a un postre azucarado; si hay verduras, aparecen decorando el interior de una hamburguesa; y si hay pollo, está frito, rebozado y aderezado con salsas. ¿Por qué casi nunca vemos anunciada una lechuga al natural?

Una de las razones es la desigual capacidad económica de los anunciantes: solo algunos pueden pagar lo que cuesta estar en estos espacios y no son, precisamente, quienes recogen y venden lechugas. El dinero está en las multinacionales, en las grandes empresas alimentarias que concentran el capital. En consecuencia, los productos malsanos que fabrican, además de ser mayoría en el inventario, están sobrerrepresentados en la publicidad.

Peor aún, casi están solos bajo los focos.

La misma luz que hace brillar unos productos sume en las sombras a otros. Y a nosotros, como espectadores, nos enseña un paisaje alimentario parcial. Un paisaje que hemos asimilado como normal a pesar de ser tendencioso y que, por supuesto, incide en nuestras decisiones cotidianas. «La información proporcionada sobre los alimentos y la forma en que se promocionan y anuncian influyen en las preferencias de los consumidores, el comportamiento de compra y los patrones de consumo, de forma tanto negativa como positiva», expone el Informe de la Nutrición Mundial.[31] ¿Cómo no nos va a condicionar un modelo publicitario que insiste mucho en un tipo de alimentos mientras casi no da cabida a los demás?

Con este panorama —y su correspondiente relato emocional—, además de pensar de una manera exagerada en comida, pensamos en un tipo muy concreto de comida. Es importante captar esta última instantánea en modo panorámico o global, porque los productos anunciados, aunque compitan ferozmente entre sí, construyen en conjunto una representación muy concreta de qué es disfrute, qué es alegría, qué resulta deseable o en qué consiste comer. Su presencia —su oligopolio— demarca la normalidad, y las personas no somos refractarias a esa moldeadora de discursos y espacios. Al contrario, nos seduce.

El relato nos cautiva aunque sea mentira porque, en el fondo, nos gustaría que fuera verdad.

Un apunte final

Abundancia de algunas cosas y ausencia de otras. Novedades permanentes que nos conducen a un mismo lugar. Espacios físicos conquistados por un tipo de productos. Diversidad aparente, tamaños inflamados. Emociones secuestradas por el marketing y la publicidad. Las estampas que forman parte de nuestro paisaje alimentario también se ven en los pasillos del supermercado porque los comercios no están disociados del entorno, sino que forman parte de él. Lo que encontramos en ellos dialoga con las influencias previas, aunque no siempre nos damos cuenta. No siempre somos conscientes de que entramos a hacer la compra con el carrito vacío y la cabeza llena de promesas.

De hecho, recorremos estos espacios con el ánimo relajado y la guardia baja porque el entorno nos resulta agradable y familiar. Para la mayoría de nosotros, comprar alimentos y bebidas es una tarea rutinaria. Tan rutinaria que, muchas veces, la hacemos en «modo automático». Más aún si vamos siempre a los mismos comercios, porque sabemos de memoria dónde están las cosas que consumimos con frecuencia. Esta dinámica, que incluso puede resultar tediosa o aburrida por momentos, es muy práctica y tiene un punto de descanso mental. No hay que dar demasiadas vueltas ni hay mucho en lo que pensar. Sota, caballo y rey. Mano, envase, carrito. Ahorramos tiempo, que es un factor decisivo en las decisiones alimentarias,[32] y ganamos en comodidad.

Todo ventajas, al menos en apariencia. Y todo un éxito comercial, porque esta forma de comprar comida es, hoy por hoy, la opción mayoritaria. En la actualidad, adquirimos el 62 % de los alimentos en los hipermercados, los supermercados y las tiendas de autoservicio; un volumen que aumenta hasta el 73 % cuando se trata de productos secos o envasados.[33] Dado que, en España, cada persona consume al año más de media tonelada de alimentos y bebidas en el hogar, podemos decir que tenemos experiencia en esto de aprovisionarnos.

Eso sí, cada vez tenemos más experiencia en hacerlo en un tipo de establecimiento muy determinado: aquel en el que ya no existe la figura del dependiente como asesor para pedirle información sobre lo que compramos. Como explica el investigador Raj Patel, «cuando a las personas se las estimula a hacer cosas solas, a pasear *ad libitum*, tienden a consumir más, a coger objetos de los estantes con una despreocupación que raramente se da en presencia de un intermediario».[34]

Y hay algo más. Aparte de comprar en mayor cantidad, la ausencia de una persona que conozca los productos y nos oriente —como quienes nos atienden en los puestos del mercado de abastos— también incide en nuestro conocimiento alimentario y nuestro comportamiento de consumo. Muchas veces, los malogra. La tarea del vendedor, describe Patel, «fue degradada desde un casi artesanal conocimiento de los clientes, proveedores de crédito al consumidor y vehículos de información, a un trabajo que básicamente consiste en llenar los estantes y dar instrucciones a través del laberinto».

Esto significa que llegamos allí «con lo puesto» —que es mucho—, que no tenemos con quién disipar nuestras dudas, que comparamos en silencio y decidimos en soledad. Entre nosotros y los productos no hay nada excepto la curiosidad, la necesidad o el deseo.

Estamos expuestos.

Ahora son los envases quienes poseen la información. Y esa información, como veremos en las siguientes páginas, no siempre es fácil de encontrar. Está surcada por reclamos, distracciones narrativas, fantasía alimentaria y una evidente voracidad comercial.

2

Comida fantástica.
El poder de los envases
para alimentar tu imaginación

Porque ese cielo azul que todos vemos
ni es cielo ni es azul. ¡Lástima grande
que no sea verdad tanta belleza!

BARTOLOMÉ
Y LUPERCIO LEONARDO DE ARGENSOLA

Compramos fotos. Gran parte de los alimentos que adquirimos están ocultos por sus envases. No los vemos. Lo que vemos, en su lugar, son representaciones: fotos y textos, ilustraciones y palabras que nos cuentan qué hay dentro y cómo es. Lo que muestran las cajas, las bolsas o las latas son relatos visuales cuyo objetivo es construir una idea de aquello que no vemos para que lo podamos imaginar.

Delicioso
Crujiente
Casero
Natural

Los envases cuentan historias que utilizan descripciones, sugerencias y promesas. Utilizan emociones y elementos conocidos —sabores, texturas, ingredientes, procedencias— para que podamos hacernos una idea de lo que desconocemos. Unas veces emplean ingredientes que apreciamos, propiedades o vitaminas; otras, estilos artesanos, sabores mediterráneos o recetas de la abuela. En cualquier caso, el objetivo es el mismo: construir un prejuicio positivo acerca de algo que vamos a comprar sin ver. Establecer un preconcepto.

Si tienes delante diez tipos diferentes de galletas envasadas y aún no has probado ninguna, ¿cómo eliges las que te gustan si no puedes tocarlas y resulta que tampoco las ves? ¿En qué te basas? ¿Cómo escoges las que te llevas a casa si no sabes qué gusto o aroma tienen realmente? La decisión de compra, además del precio, depende del envase, del relato y de la foto.

Es decir, de la publicidad.

La próxima vez que vayas a un supermercado o una tienda de alimentación puedes hacer la prueba: fíjate en los productos envasados. Presta atención a las cajas de cereales o de pizza, a las latas de fabada, a las bolsas opacas de vegetales congelados, a los paquetes de *snacks*... Verás que en estos casos —y en muchos otros— el envase es portavoz del alimento. Habla por él. En términos semióticos, lo que hay estampado en el paquete es un signo que sustituye al objeto; un representamen[35] que ocupa el lugar del producto para contarte cuáles son sus bondades, en qué destaca y por qué lo deberías comer.

Signos. Lo que enseñan los envases *se parece* a lo que hay dentro, pero no *es* lo que hay dentro. Ni siquiera cuando el parecido es notable, como en una lata de guisantes. El hecho de que un relato nos resulte verosímil no lo convierte en verdad ni garantiza que signo y objeto se correspondan fielmente entre sí. Es más, en numerosas ocasiones, el alimento y lo que se dice sobre él se parecen muy poco.

Algunos ejemplos de esta no correspondencia podrían ser una bebida láctea «con nueces» que apenas lleva un 0,04 % de preparado de nuez, una crema «de bogavante» que no tiene bogavante sino solo su aroma, o un helado «de pistacho» que solo tiene un 0,7 % de pasta de pistacho. En estos casos —reales todos— no solo se rompe la semejanza entre el objeto y el signo; en estos casos, el objeto y el signo son tan distintos entre sí que podemos hablar de simulacro.

¿Y qué es un simulacro? Según el *Diccionario de la lengua española*,[36] una «ficción, imitación o falsificación». Según Jean Baudrillard,[37] es un concepto que va mucho más allá. Para este sociólogo, un simulacro es un fenómeno social que se produce cuando los signos anulan a los objetos y dan lugar a otra cosa, que él llama «hiperrealidad» y que en este libro llamaremos «fantasía».[38] «Para Baudrillard, simular es fingir tener lo que no se tiene. Esto pasa cuando una etiqueta te sugiere que el producto lleva algo que en realidad no lleva, o cuyo contenido es mínimo», me explicó hace unos años el doctor en Sociología Cristóbal Gómez Benito durante una entrevista. Yo no sabría resumirlo mejor.

Por seguir con uno de los ejemplos anteriores, la crema de bogavante sin bogavante ayuda a entender bien qué es esto de lo hiperreal.

Mira aquí el envase.

Cuando miramos el frontal del envase, leemos lo siguiente: «Crema de bogavante con un toque de hinojo y cilantro». Debajo del texto, la foto nos muestra una cuchara sumergida en un cuenco lleno de crema humeante, acompañado por unas hojas de cilantro, un trozo de hinojo y un bogavante entero, tan grande como el propio cuenco.

Los signos representan todos esos elementos; sin embargo, lo que hay dentro del envase, el objeto, es polvo. Un polvo cuyos cuatro ingredientes principales son almidón de patata, harina de trigo, sal y grasa de palma. Allí no hay cuenco, cuchara ni calor. Y, por no haber, tampoco hay bogavante, sino un 0,5 % de extracto de este crustáceo para aportarle su olor a la mezcla.

Lo que nos ofrece este envase es un simulacro porque no representa lo que hay en su interior sino una cosa distinta. Y, justo por ello, nos regala un magnífico ejemplo de fantasía e hiperrealidad: el signo se envalentona y adquiere un valor más elevado que el objeto al que supuestamente hace referencia. Dicho en términos cotidianos, compramos el bogavante lustroso de la foto, pero comemos ingredientes baratos en polvo.

Las tiendas de alimentación y, sobre todo, los supermercados están llenos de ejemplos de simulacros. Son museos contemporáneos de hiperrealidad. Muchas de sus estanterías podrían considerarse «simulotecas», colecciones de signos hipertrofiados. Lo que vemos no es lo que hay. Lo que percibimos al comprar no es lo que finalmente comemos, y esto conviene recordarlo porque repercute en nuestras elecciones alimentarias, nuestro bolsillo y nuestra salud.

En los envases que contienen alimentos y bebidas, casi todo lo que luce es publicidad. Cualquier producto es susceptible de apelar a la fantasía para conquistarnos, incluidos los que son saludables o tienen buenos ingredientes. Sin embargo, donde más se acentúan estos rasgos es en los otros. En general, cuanto menor es la calidad nutricional o comercial de un alimento, mejores fotos y relatos necesita para venderse.[39]

Los supermercados son lugares estridentes. Aunque vayas cuando hay pocas personas y solo te haga compañía el hilo musical, al caminar por sus pasillos te expones a altísimos niveles de «ruido». Un ruido que no surge de los altavoces ni de las rueditas oxidadas del carro, sino que está de fondo y te envuelve hasta que, al final, te acostumbras. Un ruido blanco, como el de la campana extractora de humos o el de la radio sin sintonizar.

El ruido de los supermercados se aloja en las estanterías y en cualquier espacio donde haya comida y bebida envasadas. Todos los envases, sin excepción, emiten señales para que los mires y les hagas caso. Lo que pasa es que lo hacen con imágenes y textos, en lugar de hacerlo con sonido.

Cremoso
De pueblo
Con trufa
Original

Los envases están diseñados para transportar y proteger los productos que contienen, pero su parte frontal está diseñada para llamar tu atención y transportarte. ¿De dónde a dónde? Del sitio en el que estás al lugar donde está el producto, y de la realidad que te rodea a la ensoñación de lo que sentirías consumiéndolo. Ese es su cometido principal: que te detengas y mires. Que mires y te acerques. Que te acerques e imagines. Que imagines y que sientas el impulso de comprar.

Refrescante
Sin azúcar
Más tierno
Con menos sal

Ese momento previo es crucial. La escritora Annie Ernaux lo describe de un modo que me gusta mucho y, si bien ella se refiere a unas secciones muy concretas del supermercado, su reflexión puede valer también para tantos otros estantes donde las ilusiones nos maravillan. Dice así:

> La parafarmacia, como ciertos estantes bío, ocasiona largas paradas. La gente se sume en una profunda meditación ante los productos para adelgazar, para el tránsito intestinal, para dormir, para encontrarse y vivir mejor. Son los estantes del sueño y del deseo, de la esperanza. La sección psicología, por así decirlo, pero lo mejor del producto es el momento previo a echarlo al carrito.[40]

En efecto, lo mejor de algunos productos son sus promesas, que progresan eficazmente en esa avalancha de signos y ruido que nos aturde para hacernos sentir que cualquier cosa es posible.

OCHO ARMAS DE SEDUCCIÓN: DE LOS INGREDIENTES DESTACADOS AL PRESTIGIO DE NUESTRAS ABUELAS

Los envases nos atraen y nos seducen con sus signos. A veces, esos signos son básicos y se parecen a lo que representan: la foto de unas patatas fritas en una bolsa de patatas fritas, la palabra «galletas» en un paquete de galletas, o la imagen de unos champiñones en una lata de champiñones pueden servir como ejemplos.

Es cierto que las imágenes suelen tener mejor aspecto que los alimentos de verdad, pero, incluso con este «maquillaje», hay una referencia directa: patata lleva a patata; galleta lleva a galleta; champiñón, a champiñón. Así, podríamos decir que hay una relación icónica entre el champiñón turgente de la foto y el champiñón tristón de la lata, pese a sus diferencias estéticas.

Otras veces, en cambio, los signos son un poco más sofisticados e incluyen distintos elementos para contarte cómo es el producto, qué materias primas contiene o cuáles son sus propiedades. Aquí, el arco de recursos es amplísimo, ya que va desde poner el foco en la presencia —o ausencia— de ciertos ingredientes hasta sugerir cosas irreales con el diseño del envase o el propio nombre del producto. Veamos algunos de estos recursos.

1. Destacar los ingredientes

Miras los envases y lees: «con aceite de oliva», «con bayas de goji», «de trufa», «con *foie*»... Enhorabuena, estás ante la estrategia del «ingredientismo»: productos que buscan sobresalir destacando un ingrediente caro, raro o gastronómicamente apreciado, aunque esa singularidad no sea en absoluto representativa del conjunto. Quizá el producto no tenga mucha calidad, quizá incluso casi no tenga ese ingrediente que destaca, pero tu percepción es que sí, y que por esa razón es bueno o es mejor que los demás.

Algunos ejemplos: una botella de «zumo exótico de fruta del dragón» (pitahaya) donde casi todo es manzana y uva, y que apenas lleva un 3 % de la fruta destacada en el frontal; un «pastel de cabracho» que solo contiene un 1 % de cabracho; o unas palomitas de maíz cuyo envase destaca la palabra «mantequilla», pero no tienen este ingrediente, sino grasa de palma y aromas.

Mira algunos ejemplos.

2. Destacar los nutrientes

Ahora lees «con hierro», «fuente de calcio», «rico en fibra», «con vitamina D», y asumes que, si el producto contiene un nutriente interesante, el resto también lo ha de ser. Pero ¿de veras lo es? La respuesta es no: la calidad nutricional depende del todo, no de una única parte, por mucho que el fabricante la destaque. Y aquí es donde está la trampa: incluir un elemento considerado como saludable en un alimento mediocre puede enmascarar el carácter menos saludable del conjunto. Esto se conoce como «efecto halo» y, cuando lo que se destacan son nutrientes, hablamos de «nutricionismo».

El nutricionismo es una estrategia tan eficaz como añeja, que llevan señalando desde hace tiempo profesionales como el escritor y periodista Michael Pollan o el dietista-nutricionista Juan Revenga. Consiste en centrar tu atención en un detalle minúsculo para relegar a un segundo plano el producto total. Por ejemplo: ofrecer una hamburguesa triple, con panceta, extra de queso, cebolla frita, salsa barbacoa y una cantidad generosa de sal, y resaltar únicamente que aporta mucho fósforo gracias a las semillas de sésamo que vienen pegadas al pan.

Si este símil te parece exagerado, podemos recordar que, hasta hace poco, la estrategia de venta del Bollycao consistía en destacar su contenido de hierro. Es decir, el envase de un bollo industrial que contiene 354 kcal y 32 gramos de azúcar en apenas 100 gramos de alimento solo destacaba su aporte de un mineral añadido exprofeso. Dicho con otras palabras: se trataba de un bollo que tenía las típicas cosas de bollo, pero que elegía contar en el frontal de su envase que al comerlo obtendrías el 50 % del hierro que necesitas a diario. Ningún mensaje o advertencia acerca de que también aportaba más azúcares libres de los que se necesitan para todo el día según las recomendaciones de la OMS.[41]

En esta misma línea, también podemos situar los paquetes de galletas infantiles que destacan el contenido de «seis vitaminas, hierro y calcio» mientras obvian que casi la tercera parte del producto es azúcar.

Mira aquí las galletas.

En este caso, si quisiéramos cubrir la mitad del calcio necesario para todo el día comiendo estas galletas, tendríamos que consumir dos paquetes enteros,[42] lo que significa que deberíamos ingerir 1.625 kcal, 103 gramos de azúcar y 43 gramos de grasas saturadas para cubrir el 50 % del calcio que se necesita en un día. Esto no parece buena idea para la salud. Y, sin embargo, es una gran idea de negocio.

3. *Sacarle brillo a la ausencia*

«Sin azúcar añadido», «sin grasa de palma», «sin conservantes», «sin aditivos»… Aquí cobra especial sentido eso de «brillar por la ausencia», porque lo que se destaca es lo que falta, lo que no hay. Quizá esta estrategia pueda parecer opuesta a la anterior, pero obedece a la misma lógica de responder a nuestras inquietudes. Si aquella se basaba en nuestras filias, esta se basa en nuestras fobias.

Si te fijas, las cuatro ausencias del párrafo anterior están ligadas a estas otras cuatro ideas, muy presentes en la actualidad: «El azúcar es malo para la salud», «la grasa de palma es insana», «los conservantes son peligrosos» y «los aditivos nos envenenan». Desde luego, estas sentencias admiten matices y, además, no todas son ciertas, pero la preocupación sí es real. ¿Cómo de real? Aquí va un dato: según el último Eurobarómetro de Seguridad Alimentaria,[43] el uso de aditivos alimentarios —como colorantes, conservantes o aromas— está entre los cinco temas que más preocupan a la población.

Más de un tercio de la ciudadanía siente desconfianza hacia ellos. Y los fabricantes, que están atentos, lo tienen claro: si los aditivos preocupan a tanta gente, harán lo que sea necesario para quitarlos, pese a que el recelo no tenga fundamento.[44] A día de hoy, un producto «sin aditivos artificiales», «sin colorantes» o «sin E's» —como dice algún envase de leche, en referencia a los códigos que se utilizan en la Unión Europea— tiene mejor aceptación que otro donde leamos «E-160» o «E-406», aunque sean compuestos totalmente inofensivos.

Mira aquí algunos ejemplos.

En esta estrategia también se enmarcan las expresiones «eco», «orgánico» o «bío» que leemos en muchos envases. Son palabras ligadas a la legislación europea[45] que nos cuentan, por ejemplo, que el contenido se ha elaborado respetando los ciclos naturales, que no se han usado organismos modificados genéticamente, que no se han empleado determinados pesticidas o que se ha tenido en cuenta el bienestar animal. Estas palabras resaltan lo que hay —unos tipos de producción—, pero en realidad buscan destacar lo que falta: aquello que nos genera rechazo, miedo o desconfianza.

En su libro *Vamos a comprar mentiras*, el catedrático de Bioquímica de la Universidad de Murcia José Manuel López Nicolás lo plantea de este modo:

> ¿Qué idea se quiere transmitir al consumidor cuando se publicita a bombo y platillo que un alimento no lleva aditivos? ¿Cuál es el objetivo de una empresa cuando utiliza el eslogan publicitario «sin conservantes ni colorantes»? [...] El mensaje subliminal es evidente: «En el caso de que el producto llevara aditivos su consumo puede ser peligroso, así que consuma el mío que no los tiene y es más sano», así de sencillo.[46]

La estrategia es eliminar lo que incomoda del producto y, si esto no es posible, quitarlo del envase como sea. Este truco de magia sí se puede hacer —y se hace—, aunque lo explicaré un poco más adelante. Ahora, lo que quiero es subrayar otra cuestión: no todos los mensajes «sin» que encontramos en los envases responden a la estrategia de las ausencias. Las etiquetas «sin gluten» o «sin lactosa», por ejemplo, ofrecen una información muy valiosa para las personas que no pueden consumir esa proteína o ese azúcar porque su ingesta les hace daño. No todo «sin» es pecado.

Monumento envasado al «sin». Míralo aquí.

4. Lucir las mermas

«Con menos azúcar», «con menos calorías», «reducido en sal», «reducido en grasas», *«light»*... Las pequeñas reducciones pueden convertirse en grandes estrategias de venta. En este caso, la merma de ciertos ingredientes atiende a una razón nutricional que las personas de a pie conocemos: el consumo habitual de productos ricos en azúcar, sal y grasas de mala calidad es perjudicial para la salud.

Es posible que no sepamos con exactitud por qué es malo, que no podamos detallar a qué niveles nos afecta este consumo o que lo pensemos más en términos estéticos que estrictamente sanitarios, pero la idea de base sí está. Tenemos cierta noción y con eso alcanza para revisar la formulación de los productos y los argumentos de venta en los envases. En otras palabras, para un fabricante de alimentos o bebidas ricos en estos nutrientes, no importa tanto si decimos que «los refrescos engordan» en lugar de que «el consumo frecuente de azúcares libres tiene efectos metabólicos y es precursor de patologías como la diabetes». Lo que importa es que manejamos la idea general de que «hacen mal», y que esa idea influirá en nuestras decisiones de compra.

Su objetivo, por tanto, es prever el día en que te encuentres frente a las mermeladas, los *snacks*, los embutidos o las mayonesas y pienses: «Si sigo comiendo esto, me voy a poner cuadrado». El reto para quien vende es anticiparse al momento en que te plantees dejar de comprarle o decidas relegar el consumo de sus productos a alguna ocasión muy puntual. Por eso existen las versiones *light*, con menos azúcar o reducidas en sal: para no perderte como cliente. Ahí donde un profesional de la nutrición como Julio Basulto te diría «no lo compres, que te lo comes»,[47] un fabricante de alimentos te dirá «cómprame estos otros si te quieres cuidar».

Mira algunos ejemplos.

El problema, como veremos cuando profundicemos en los ingredientes, es que no todas las reducciones son igual de significativas. Un alimento envasado puede tener menos azúcar, menos grasas o incluso lucir la palabra «*light*», y seguir siendo igualmente rico en estos nutrientes, porque la mitad de muchísimo es mucho. Las reducciones casi siempre son más notables en la boca del portavoz alimentario que en la tuya, que eres quien consume el producto de verdad.

5. Elegir palabras huecas, pero evocadoras

«Original», «mediterráneo», «clásico», «intenso», «milenario», «*energy*», «*noir*»... ¿Te suena haber visto estas palabras en los envases? ¿Qué quieren decir? ¿Qué significa que un producto sea «original», que presuma de ser «intenso», o que el envase ponga «*noir*»? Nada. Estas expresiones no significan nada o, si lo prefieres, pueden significar todo.

A diferencia de otras declaraciones, como «rico en fibra», «orgánico» o «fuente de calcio», que están sujetas a la legislación alimentaria y solo pueden emplearse cuando los productos cumplen con determinados requisitos, estas otras palabras no están vinculadas a unas normas concretas; por tanto, pueden usarse a discreción y significar cualquier cosa. El fabricante las deja caer y tú recoges las piezas para construir el significado.

Es evidente que la elección de las palabras es meditada y cuidadosa: aquí nada obedece al azar. Una cosa es permitir que tú le asignes un sentido más o menos personal a una expresión, y otra es que te pongas a imaginar cosas negativas sobre el producto. Ese es un riesgo que ningún fabricante está dispuesto a correr, de ahí que se usen palabras que evocan sensaciones o imágenes positivas. No en vano, el lugar donde mejor se conserva la dieta mediterránea, después de nuestro imaginario, es en la cara exterior de los envases de comida procesada.

El objetivo es dejarte soñar de manera controlada o, lo que es lo mismo, darte libertad de pensamiento dentro de un terreno semántico previamente delimitado. Es igual que en las peceras o en las jaulas del zoológico: los animales se mueven hacia donde quieren, pero nunca salen del espacio que alguien les asignó en primer lugar.

6. Ponerse un buen nombre artístico

Si quisieras brillar en una disciplina, ¿qué nombre artístico te pondrías? ¿Qué nombre elegirías para ser, por ejemplo, una estrella del cine o de la música? Por supuesto, puedes destacar usando tu nombre de nacimiento, pero si lo que buscas es dotar de identidad propia a tu «yo artístico», imprimirle fuerza o distanciar al personaje de la persona, lo suyo es buscarse un nombre nuevo. Eso es lo que hicieron, entre otros, Farrokh Bulsara,

Greta Lovisa Gustafsson, Robert Allen Zimmerman y María del Dulce Nombre Díaz Ruiz. ¿No te suenan de nada? A ver así: son Freddie Mercury, Greta Garbo, Bob Dylan y Marujita Díaz.

El nombre artístico —o nombre de fantasía, cuando se trata de bebidas y alimentos— puede parecerse en algo al real, remitir a alguna característica puntual, o ser totalmente diferente. En el supermercado podemos encontrar ejemplos de todos estos casos. Si prestas atención, verás que hay productos con nombres de fantasía muy sugerentes y bien elegidos que nos invitan a pensar en cosas muy concretas; cosas que no siempre van ligadas a la realidad o que solo remiten a una ínfima parte de ella.

Es el caso de las galletas Digestive, la chocolatina Kinder Bueno, los panes de Panrico, los fiambres BienStar, el paté La Piara Tapa Negra, los filetes de Merlvza de Heura o las ensaladas Florette Inmuno.[48] Todos estos son nombres de fantasía que transmiten ideas concretas. Unas ideas que se refuerzan, además, con el diseño y las ilustraciones del envase, como sucede con el vestuario y la iluminación que realzan a las estrellas cuando actúan. Ahora bien, si piensas que las galletas Digestive son digestivas, que los panes de Panrico son ricos antes de haberlos probado, que el Kinder Bueno es bueno, que unas lonchas de jamón BienStar te van a dar bienestar, que los filetes de Merlvza son de merluza, que el paté La Piara Tapa Negra está hecho con cerdo pata negra o que las ensaladas de bolsa te darán algún tipo de inmunidad, es cosa tuya. Nadie te lo ha dicho, nadie lo asegura; tan solo te lo han dado a entender.

7. Tomar prestado el prestigio ajeno

«Dime con quién andas y te diré quién eres». Esta frase del refranero popular encaja bien en los envases alimentarios, donde se plasma de diversas maneras. ¿Te acuerdas del efecto halo que comentábamos antes? Aquí también se produce, pero no con nutrientes —como el hierro o el calcio—, sino con otros alimentos, con lugares de procedencia, con personas apreciadas o famosas, y con instituciones de referencia, que tienen buena reputación. Veamos cómo funcionan los préstamos.

ALIMENTOS DE COMPAÑÍA

Los alimentos de compañía están en las fotos, no en las palabras. Podríamos decir que son personajes secundarios que entran en escena para impulsar la acción, darle más consistencia a la obra y llenar de verosimilitud el relato.

Alimentos de compañía son, por ejemplo, esa rebanada perfecta de pan que ves en un tarro de crema de cacao y avellanas, y que realza el aspecto de la crema —aunque esta se vende sin pan—; son esas fajitas mexicanas bien formadas, con su relleno de carne, pimiento, cebolla y lechuga fresca, que vemos en un paquete de tortillas para fajitas que solo contiene las tortillas; son la ensalada de tomate, lechuga, rabanitos y maíz que visten de color una lata de pechuga cocida de pollo —una solitaria y pálida pechuga de pollo en conserva—; o, también, son las frambuesas y la leche que aparecen en una caja de cereales que no contiene nada más que los cereales secos.

Mira algunos ejemplos.

Es decir, son alimentos que te permiten recrear toda una situación de consumo, pero que solo nutren tu imaginación. Alimentos que te ayudan a visualizar el momento en que untas el pan con la crema de avellanas, a imaginar el mordisco a la sabrosa fajita mexicana, el sabor de la ensalada con pechuga o la cucharada rebosante de cereales con leche y fruta. Alimentos que aparecen muy destacados y ayudan a la venta, pero que no forman parte del producto que compras.

Hay centenares de ejemplos como estos. Algunos son más o menos discretos y su presencia es comprensible —por ejemplo, cuando muestran cómo se usa o consume el producto—, pero otros superan lo ilustrativo-descriptivo para anidar en lo idílico-caricaturesco. Podemos decir que son unos personajes secundarios que no pueden reprimir su ambición de protagonismo, y acaban saliendo a escena cuando no toca, disputándole el papel al elemento principal y alterando la esencia de la obra.

Incluso puede darse el caso de que estos alimentos reemplacen al producto que se vende, sacándolo del escenario —y de nuestros pensamientos—. Por ejemplo, existe una caja con gelatina neutra en la que vemos un delicioso postre con mousse y frambuesas. La imagen nos hace pensar en cualquier cosa menos huesos y cartílagos de cerdo en polvo, que es lo que contiene esa caja en realidad.

Mira el envase de gelatina.

Acompañar la imagen del producto que se vende con la imagen de otros que no están a la venta es una de las técnicas más utilizadas por la industria alimentaria. Presentes fuera, ausentes dentro, opcionales siempre, los alimentos de compañía son, quizá, el epítome de la idealización y la fantasía. No hay límites para estas ficciones, siempre que el fabricante nos lo advierta. Por eso hay tantos envases que llevan escrita la frase «Sugerencia de presentación».[49] Eso sí, con letras muy pequeñas.

Lugares de procedencia (y técnicas de elaboración)

Hay lugares que tienen un valor especial y, sus productos, un prestigio reconocido y avalado. Es el caso, por ejemplo, de la mantequilla de Soria, los plátanos de Canarias, el vinagre de Jerez o el pimentón de La Vera. Estos alimentos, entre otros,[50] poseen Denominación de Origen Protegida (DOP) o Indicación Geográfica Protegida (IGP), que son dos reconocimientos de calidad asociados a un territorio y una manera de hacer las cosas.

Tanto la DOP como la IGP son distinciones reguladas[51] y oficiales. Para poder lucirlas es necesario solicitarlo al Ministerio de Agricultura, Pesca y Alimentación (MAPA) o a las autoridades competentes de las Comunidades Autónomas, y cumplir con unos requisitos concretos. Para entendernos: no todos los quesos pueden llamarse «manchego», aunque se hayan elaborado en Castilla-La Mancha. Entre otras exigencias,[52] este queso debe estar elaborado con leche de oveja de raza manchega; contar con un mínimo de treinta días de maduración para las piezas de hasta 1,5 kilos, y de sesenta días para el resto de los formatos, y en todos los casos la maduración máxima no podrá superar los dos años.

Es decir, los sellos DOP e IGP garantizan la procedencia del alimento, pero también los ingredientes y métodos utilizados en su elaboración. De hecho, en cuanto una DOP o una IGP se inscriben en el registro de la Unión Europea, adquieren derechos de propiedad intelectual.[53] Esto es muy importante porque impide que otro alimento parecido use expresiones como «estilo», «tipo», «método», «hecho como en», etc. para beneficiarse de su similitud. El objetivo es proteger el producto original de las imitaciones, poner en valor su singularidad o riqueza y aportar información sobre su carácter específico. En suma, estos sellos son elementos informativos y avales de autenticidad que, como es lógico, los fabricantes lucen con orgullo.

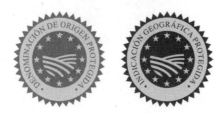

Sellos DOP e IGP.

La mayoría de los productos no cuentan con este tipo de aval, pero eso no impide que algunos apelen igualmente a lugares, saberes o técnicas para darse un baño de prestigio. ¿Cómo lo hacen? Utilizando arquetipos y apelando a nuestro idealismo. Para ello, sus envases evocan espacios, ambientes o métodos que nos parecen buenos o que apreciamos mucho, y que, sin embargo, no podríamos detallar en qué consisten o dónde están con exactitud.

Esto ocurre, por ejemplo, cuando lees expresiones como «de pueblo», «casero», «a la sartén», «tradicional», «artesano» o «de la abuela». Es muy posible que te transmitan sensaciones de calidez o calidad. Pero, si lo piensas un poco, verás que no te están informando de nada. ¿De qué pueblo? ¿Qué casa? ¿Qué clase de sartén? ¿Qué tradición? ¿Qué artesanía? ¿La abuela de quién? Otra vez, el fabricante deja caer unas palabras y eres tú quien las recoge para llenarlas de significado.

La cualidad maestra de este tipo de frases es que te encandilan con evocaciones y te impiden ver lo evidente. Ahí donde percibes recetas familiares, una cocina doméstica, algún pueblo que te gusta o las manos de tu abuela, lo que en realidad tienes delante son alimentos preparados en un polígono industrial en la periferia de alguna ciudad de cualquier parte del mundo.

Mira algunos ejemplos.

PERSONAS APRECIADAS Y PERSONAJES ADMIRADOS

Las abuelas son, probablemente, el símbolo más popular del buen hacer en la cocina. Pero no están solas: comparten su dominio con los cocineros famosos, con la figura del chef. La diferencia es que la industria utiliza a las abuelas como arquetipo, vinculadas a la comida tradicional, mientras que usa a los cocineros con nombre y apellido, con su rostro e incluso su firma, como embajadores de productos innovadores o gourmet.

Así hemos visto, entre otros, a Jordi Cruz en los paquetes de tortitas Bicentury, a Dabiz Muñoz y los hermanos Torres en ediciones limitadas de Donuts, a Sergi Arola en la línea Deluxe de los supermercados Lidl, a Eva Arguiñano en algunos turrones de Lacasa o a Albert Adrià firmando un turrón Vicens de patatas fritas Lay's. En todos estos ejemplos, los productos se sirven del prestigio, el valor y el reconocimiento público de los cocineros y cocineras, aunque estos profesionales hayan intervenido de forma puntual o limitada en su creación o su desarrollo.

Podríamos decir que hay un efecto halo —gastronómico, en este caso— y que es tremendamente eficaz. No tanto porque funcione para mejorar nuestra percepción sobre productos que ya nos parecían nobles desde antes —como unos turrones «tradicionales» o alguna salsa «con trufa»—, sino porque consigue lo inesperado: *gourmetizar* productos ultraprocesados de escaso valor culinario y nutricional. Que unos dónuts sean, de pronto, el no va más de la gastronomía.

Mira un ejemplo de gourmetización.

Además de los cocineros prestigiosos y «la abuela universal» —que vale tanto para una lata de fabada asturiana como para un chorizo de Atienza—, los envases recurren a otras figuras para tomar prestado su buen nombre, su imagen o su aval. En este caso, no son personas vinculadas al mundo de la gastronomía y los fogones, sino personajes famosos del mundo de la cultura, el espectáculo o el deporte. Así encontramos, por ejemplo, unas galletas Oreo edición Lady Gaga, un gazpacho de Belén Esteban, unos picos artesanos de Bertín Osborne o unas galletas Príncipe con el nombre de Rafa Nadal o con futbolistas de la selección española.

Quizá estos ejemplos te parezcan colaboraciones forzadas o te resulten indiferentes, pero no lo son para quienes admiran, respetan o siguen a estas figuras. Algo que se aprende observando las variadísimas propuestas que hay en un supermercado es que ninguna persona es la medida de todas las cosas. El hecho de que a algunas personas pueda resultarnos descabellado ver a estas celebridades en paquetes de comida no significa que su presencia pase desapercibida para quienes las aprecian y las toman como referencia.

Diversifica y ganarás. Esta es otra estrategia que funciona: cuantos más modelos o prescriptores de opinión utilicen las empresas, a más grupos de personas les parecerán convincentes sus productos. No es casual que haya miles de tipos de galletas. Al final, hay propuestas para que todo el mundo esté contento y satisfecho, empezando por los ejecutivos de cuentas de la propia industria alimentaria. Espejismo de diversidad: tú puedes elegir las galletas que quieras comer, mientras elijas comer galletas.

Aquí hay algunos ejemplos.

Donde mejor se aprecia la influencia de los personajes famosos, sin embargo, es en los productos de alimentación dirigidos al público infantil. Se trata de productos que casi nunca son saludables,[54] pero que vienen refrendados por personajes extraordinarios. Tan extraordinarios que la mayoría de las veces pertenecen al mundo de la animación. Spiderman, los Minions, la Patrulla Canina, Batman, Frozen… La lista es larga y, de nuevo, variada, indispensable para cubrir todos los gustos.

Su presencia en los envases es tan abrumadora que consigue que la experiencia de caminar por determinados pasillos del supermercado se parezca mucho a recorrer una juguetería. Como observa el pediatra y escritor Carlos Casabona, «estos productos en realidad no tienen el aspecto de alimentos normales, sino más bien de juguetes».[55] Son cajas y bolsas de colores llamativos que se ubican a la altura de los ojos —y al alcance de la mano— de los niños;

envases decorados con personajes que les gustan y que a veces también contienen algún tipo de regalo, además del producto en sí.

Obsequiar juguetes u objetos coleccionables con la compra de un producto es una estrategia de fidelización como cualquier otra. La singularidad es que, cuando se hace con alimentos, puede comprometer la salud si el personaje y el regalo promueven el consumo de productos superfluos, tan ricos en azúcar, calorías o grasas como pobres desde el punto de vista nutricional. Cuando el público al que se dirigen estas promociones son niños, el riesgo aumenta, ya que los menores no saben de perfiles nutricionales, son más crédulos que las personas adultas y aún no tienen la capacidad de reconocer este tipo de estrategias ni de analizarlas para apartarse de ellas.

Un ejemplo bastante elocuente para comprender su alcance y su impacto es una promoción que lanzó Nocilla en abril de 2019 y que utilizaba a Batman como señuelo.[56]

La propuesta de la marca consistía en regalar, durante un tiempo limitado, unos vasos decorados con imágenes de este superhéroe. Eran cuatro diseños diferentes, para coleccionar. ¿Y qué había que hacer para completar la colección? Comprar cuatro tarros de 190 o de 380 gramos de Nocilla, ya que los vasos decorados eran los propios recipientes del producto. Es decir, para poder usar los recipientes como vasos, como portalápices o como objeto de decoración, era necesario consumir su contenido hasta vaciarlos.

Ahora hagamos cuentas: si 100 gramos de Nocilla contienen 56 gramos de azúcar y 546 kcal, ¿cuánto azúcar y cuántas calorías había que ingerir para completar esa colección y poder usar los vasos?

- En caso de hacerla con los cuatro recipientes pequeños, habría que comprar más de ¾ de kilo de producto y consumir, por tanto, 425,6 gramos de azúcar y 4.148 kcal.

- En caso de hacerla con los cuatro recipientes grandes, habría que comprar más de un kilo y medio de Nocilla, que contiene 851 gramos de azúcar y 8.300 kcal.

Por contextualizar mínimamente estas cifras: una persona adulta necesita alrededor de 2.000 kcal al día y no debería consumir más de 25 gramos diarios de azúcares libres.

Mira la nota de prensa con el lanzamiento de la promoción.

INSTITUCIONES DE REFERENCIA

Hasta ahora hemos visto superhéroes, deportistas, personas famosas, cocineros profesionales y abuelas. También, lugares apreciados y alimentos que acompañan —en las fotos— al producto que se vende para darle mejor presencia y empaque. Pero el apartado del prestigio no estaría completo si no incluyésemos en él a las instituciones de referencia. Esto es, entidades que tienen un peso simbólico tan grande que son capaces de inclinar la balanza de nuestras preferencias a favor de un producto concreto sin siquiera decir nada sobre él.

¿Qué clase de entidades tienen tantísimo poder? Las vinculadas a la salud; particularmente, las asociaciones médicas. Basta poner sus logotipos en un producto determinado para que este salga muy favorecido cuando lo comparemos con otros similares.

Entre las alianzas sanito-alimentarias más conocidas de los

últimos años encontramos, por ejemplo, el sello de la Asociación Española de Pediatría (AEP) en las galletas Dinosaurus, de Artiach; el sello de la Sociedad Española de Dietética y Ciencias de la Alimentación (SEDCA) en los Bollycao, cuando aún los fabricaba Panrico; el sello de la Fundación Española del Corazón (FEC) en las galletas Avenacol, de Cuétara, y en unas pastillas de caldo Avecrem con menos sal, de Gallina Blanca; o el sello de la Sociedad Española de Pediatría Extrahospitalaria y Atención Primaria (SEPEAP) en los botes de Mi Primer ColaCao, de Idilia Foods.

Mira aquí algunos ejemplos.

Estos sellos o logotipos no aparecen en los envases por casualidad ni su presencia en ellos es gratuita.[57] Su uso es el resultado de acuerdos de colaboración entre las empresas productoras de alimentos y las instituciones de profesionales de la salud. Por continuar con uno de los ejemplos anteriores y ofrecer un dato concreto, solo en 2015, la Asociación Española de Pediatría (AEP) recibió 289.500 euros de la industria alimentaria por el uso autorizado de su logotipo.[58]

El principal problema de estas alianzas es que muchas veces acaban avalando alimentos totalmente prescindibles y superfluos, que no deberían formar parte de nuestra dieta habitual. Si nos fijamos en los casos citados, veremos que se trata de productos ultraprocesados, con notables cantidades de azúcares, grasas, calorías o sal. Productos que, de manera aislada y puntual, no suponen una amenaza, pero cuyo consumo frecuente y acumulativo sí se relaciona con enfermedades como la diabetes, la obesidad o las afecciones cardiovasculares.

¿Qué hace una sociedad sanitaria uniéndose a este tipo de productos? Por un lado, abrazar la idea de que no hay alimentos buenos ni malos y que hay que comer de todo en el marco de una dieta equilibrada; por otro, negar que el uso de su sello en un envase implique por fuerza un aval. Esto fue lo que hizo la Asociación Española de Pediatría cuando estalló la polémica, en 2015, por su presencia en los paquetes de galletas. «La AEP no concede avales a ningún producto y cualquier alegación en este sentido por parte de una empresa es falsa», explicó entonces la entidad en un comunicado,[59] quitándole importancia a la presencia de su logotipo en el envase.

Sin embargo, como hemos visto en otros puntos de este capítulo, a veces no hace falta afirmar nada, ni siquiera sugerir. Con el nombre de la institución es suficiente. El aura médica, nutricional o científica es tan brillante que nos deslumbra sin necesidad de argumentos o palabras.

8. Escoger un vestido apropiado para la ocasión

Los envases son como la ropa: su cometido principal es la protección. Pero no solo sirven para eso. Los envases también comunican y transmiten sensaciones más allá de las frases que llevan estampadas. Hay envases elegantes, divertidos, informales, infantiles, deportivos, campestres, delicados… La elección de texturas, estilos, colores o materiales de confección consiguen lo mismo que logran las prendas de ropa: contarnos cosas acerca de quién es, a dónde va o de dónde viene quien las porta.

¿Para hacer deporte? El de los trazos enérgicos. ¿Ligero o etéreo? El de las líneas delgadas. ¿Estilo casero? El del mantel a cuadros. ¿Elegante y distinguido? El dorado y negro. ¿Para niños? Los que llevan dibujitos. ¿Natural? Estampado de semillas o arpillera. Para cada situación, público, necesidad o bolsillo hay un modelo perfecto, y la industria alimentaria lo sabe. Así lo explica el doctor en Ciencia y Tecnología de los Alimentos Miguel Ángel Lurueña:

> Los diseños de los envases y las etiquetas se asocian con el valor comercial del producto. Los de alto valor económico suelen tener diseños que podríamos calificar de sofisticados o elegantes, mientras que los de las marcas blancas suelen ser sobrios, hasta el punto de que a veces incluso resultan cutres. Esto, que en principio parece hecho con desgana, es precisamente lo que se pretende en la mayoría de los casos, porque esa imagen nos transmite la idea de que el producto es más barato, que es una de las cosas que buscamos en ese tipo de marcas.[60]

Cierta parte de la industria no da puntada sin hilo y sus alimentos envasados tienen más fondo de armario que el Museo del Traje y la Semana de la Moda de París. Cuentan con todo tipo de prendas, infinidad de colores y texturas, patrones cuidadosamente diseñados y propuestas que se renuevan con frecuencia para que nunca falten la sorpresa ni la novedad. Tienen modelos de fiesta y modelos sport; trajes ceñidos y trajes holgados; looks más formales y más desenfadados… Y, sobre todo, tienen una enorme colección de disfraces.

EL PESO DE LOS SÍMBOLOS. ¿QUÉ HACE UNA MAZORCA DE MAÍZ EN UN PAQUETE DE HUEVOS?

Todas las armas de seducción que hemos visto trascienden lo puramente icónico. No son solo fotos de champiñones o de galletas representando champiñones y galletas de verdad; aquí pasan más cosas. Estas estrategias son más complejas y, además, se entremezclan, porque un mismo envase puede usar varias de ellas para captar nuestra atención en diferentes niveles.

Ponerse un nombre artístico, vestirse con el atuendo adecuado, destacar las ausencias valoradas, resaltar lo bueno aunque sea poco, servirse de la buena reputación de los demás... Todas estas estrategias pertenecen al terreno de lo simbólico porque se basan en un acuerdo social acerca de cómo interpretar eso que vemos. Es decir, se sirven de grandes nociones generales, como «las vitaminas son buenas», «lo natural es mejor» o «si hay sello médico, entonces es sano», para alimentar nuestra fantasía. Conectamos con un alimento que no vemos a través de unos signos que utilizan arquetipos y convenciones previamente establecidos sobre lo que debería ser o nos gustaría que fuera.

Basta soltar un buen estímulo para que nosotros construyamos un mejor significado. Y lo interesante es que este mecanismo tan elaborado no solo se aplica a productos ultraprocesados o superfluos, también lo vemos funcionar en los alimentos de la cesta básica que se venden sin procesar o con un mínimo nivel de procesamiento industrial.

Cuatro ejemplos con dos productos, la leche y los huevos:

- **Lo natural.** La imagen de unas vacas dispersas pastando en un prado sugiere una explotación ganadera de tipo extensivo, un entorno rural y una situación de bienestar animal. Quizá la explotación real no se parezca en nada a esa imagen, pero el envase nos transmite que sí. *Como debe ser.*
- **Lo familiar.** La imagen de una lechera antigua de aluminio sugiere una explotación ganadera tradicional, casi familiar, con años de experiencia y, por tanto, sostenible. Este recipiente, que ya no interviene a nivel industrial y que incluso

se vende como objeto de decoración *vintage*, aporta el valor del saber hacer. *De toda la vida.*

- **La tradición.** El estampado de paja en un pack de huevos remite a la idea de granja y refuerza el mensaje de que las gallinas ponedoras no están en jaulas, sino en el suelo, donde experimentan algo parecido a la libertad. *Como en los gallineros de antes.*

- **La calidad.** Las mazorcas de maíz que aparecen en algunos packs de huevos sugieren que las gallinas ponedoras comen bien, puesto que se alimentan de un buen cereal, de algo que conocemos, y no de cualquier pienso indefinido que vete tú a saber qué tiene. *¡Comen maíz, igual que yo!*

En los ejemplos citados, los signos van más allá de representar a los objetos: no se quedan en lo icónico —como podría ser la foto de un vaso de leche—, sino que pasan a lo simbólico. En estos casos, los envases apelan a nuestros ideales de cómo son una granja, un gallinero o el ordeño de las vacas en el campo para construir una idea del entorno y de los modos de producción del alimento. Y lo consiguen valiéndose de arquetipos de cosas que nos gustan y apreciamos.

Con todo, debo decir que el ejemplo de la mazorca es mi favorito de este grupo porque es un signo que nos obliga a trabajar todavía más y, encima, necesita de nuestra colaboración para poder desplegarse por completo. Pensémoslo un momento: ¿qué hace una mazorca de maíz dibujada en una caja de huevos? ¿Cuál es su función? ¿Para qué está ahí? La mazorca está ahí para que sepas, de un vistazo, qué comieron las gallinas que han puesto los huevos que luego te vas a comer tú. La cadena de inferencias es notable porque te lleva, ni más ni menos, a reconstruir mentalmente la cadena trófica. Y esto para una simple docena de huevos. Ese es el nivel de complejidad que nos interpela en una actividad tan cotidiana, necesaria —y para muchos aburrida—, como la de ir a comprar alimentos al supermercado.

Mira los huevos adornados con maíz.

Ahora volvamos al ruido, que es como empezó este capítulo, ¿te acuerdas? Ese ruido blanco que nos ha acompañado durante todas estas páginas y al que nos hemos acostumbrado casi sin darnos cuenta. Si en lugar de usar textos e imágenes, los envases utilizaran audios, caminar por los pasillos del súper sería una experiencia bulliciosa, confusa, atiborrada de sonidos superpuestos. Sería algo como «¡Aquí, aquí!», «hey», «mírame a mí», «pssst», «soy natural», «soy mejor», «tengo hierro», «soy de pueblo», «no tengo E's», «traigo regalos para tus hijos», «yujuuu», «me ha hecho una abuela», «¡holaaa!».

Todos los textos tienen alcance y sonoridad. No emiten sonido, pero proyectan imágenes y resuenan en tu cabeza. Y esto sucede porque casi todo lo que hay en la parte frontal de los envases es publicidad. Todo lo que ves, salvo alguna cosa, está puesto para hacerte fantasear. Allí está lo que el fabricante *elige* mostrar, lo que quiere que veas. Esa «zona de promesas» es la que tiene los colores más llamativos, las mejores fotos y las letras más grandes.

El problema es que, en muchos casos, el maquillaje y los retoques son exagerados. Algunos envases están tan manipulados, tienen tantos adornos y usan tantos elementos para mejorar su apariencia de forma artificial, que podríamos decir que son ultraprocesados gráficos.

AGENTES DOBLES A TU SERVICIO (Y AL DE LA INDUSTRIA)

La cara frontal de un envase es la que representa al producto que hay dentro y casi todo lo que luce en ella es publicidad. Ahora bien, hay excepciones. Existen al menos dos elementos que pueden instalarse en esta «zona de promesas» para desempeñar un papel informativo: las etiquetas frontales y los asteriscos. Estos elementos son muy distintos entre sí y tienen cometidos diferentes, pero comparten un rasgo: ambos irrumpen en un territorio que normalmente está vedado a la información de verdad. Unas veces actúan a favor de los consumidores y, otras, a favor de los fabricantes. Son agentes dobles en el frontal.

Agente 001. Las etiquetas frontales

El etiquetado frontal alimentario es una versión simplificada de la información nutricional —que suele ubicarse detrás—. Es un resumen de esa tabla que nos muestra, entre otras cosas, las calorías que aporta un producto, qué cantidad de azúcar tiene o cuál es su contenido de sal. Pero este resumen, además, es una interpretación de los datos. Mientras la información nutricional obligatoria nos ofrece las cifras concretas de calorías, grasas, azúcares, proteínas o sal, los etiquetados frontales toman esos datos para calificar el producto o para advertirnos sobre la cantidad excesiva de algún elemento.

El objetivo es que sepamos, de un vistazo, que una pizza precocinada no tiene muy buen perfil nutricional, que unas galletas son preferibles a otras, que un postre lácteo tiene mucho azúcar o que una sopa de sobre tiene demasiada sal. Es decir, se trata de poner un elemento informativo bien visible en el envase para que podamos tomar decisiones más saludables o, en su defecto, con mayor conocimiento de causa: «Elijo estas galletas en lugar de estas otras», «mejor no me llevo estas pizzas», «con un postre tengo más que suficiente» o «ya sé que esto es malísimo, pero me lo voy a comer igual».

Los etiquetados frontales no son herramientas novedosas —existen desde finales de los ochenta—, pero han ganado presencia e importancia en los últimos años hasta convertirse en lo que son hoy. A saber: uno de los elementos más relevantes, molestos y polémicos de los envases alimentarios. Para entender la polémica hay que entender primero el porqué de su auge. Y para explicar este auge, es muy útil conocer la historia de los semáforos y el Ford T.

Seré breve.

El primer semáforo del mundo se instaló en Londres en 1868. Sin embargo, su uso se popularizó en Estados Unidos en la década de 1910. La expansión de los semáforos coincidió con el auge del Ford T, el primer coche asequible de la historia para las clases trabajadoras. Ese coche, del que se vendieron más de quince millones de unidades, fue un hito del diseño industrial y lo cambió todo para siempre: desde el concepto de producción en cadena hasta el aspecto de las ciudades y la manera de moverse de la población. La fabricación barata y rápida de vehículos modificó el ritmo de vida en las calles, el tráfico, la frecuencia de los accidentes y la movilidad. Generó situaciones y problemas que antes no existían y, con ellos, su consecuencia inmediata: la necesidad de inventar un sistema de señales para poner orden en el caos.

Con los «semáforos nutricionales» ocurrió algo parecido. Antes de 1989, no existían. Y no existían porque aún no eran necesarios. Gran parte de los alimentos del mercado eran poco procesados o frescos que se vendían sin procesar, y la presencia de ultraprocesados era menor. Sin embargo, la oferta masiva de productos procesados baratos, sabrosos, poco saludables y en formatos cada vez más diversos y más grandes alteró por completo el panorama. Aumentó la variedad —y, con ella, nuestras dudas— y contribuyó a incrementar las tasas globales de obesidad. Así, aunque los primeros modelos de etiquetado frontal se adoptaron antes del año 2000, su expansión se disparó en el siglo XXI, coincidiendo con el auge de la industria alimentaria y la avalancha mundial de productos envasados. Es decir, coincidiendo con el fin de la simplicidad.

Las etiquetas están donde está el «ruido». No hay etiquetas frontales en las fruterías o las pescaderías, del mismo modo que no hay semáforos en las aldeas o los pequeños pueblos. Por eso, antes que advertir sobre nutrientes, su presencia nos advierte de la complejidad de la actual oferta alimentaria.

En paralelo, junto con la proliferación de aplicaciones para escanear envases con el móvil, estas etiquetas son la evidencia más palpable de que, tal como está planteada, la información nutricional obligatoria no termina de funcionar. Si estuviésemos familiarizados con ella, acostumbrados a buscarla y, sobre todo, si supiésemos interpretarla, no necesitaríamos «traductores» abreviados de información. Pero ahí están, abriéndose paso. Cada vez hay más modelos de «intérpretes»; quizá porque cada vez también hay más barullo y más ruido.

ETIQUETAS POR EL MUNDO

Existen muchos modelos de etiquetado frontal. Cada uno intenta, a su manera, cumplir con el mismo propósito: contarnos cómo son los productos en realidad y ayudarnos a comer mejor.

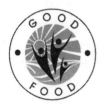 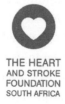 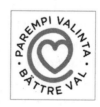

Sellos frontales en positivo de Zambia, Sudáfrica y Finlandia.

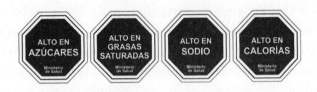

Sellos frontales del Reino Unido.

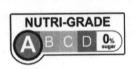

Sellos frontales de advertencia (América Latina).

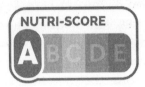

Sellos Nutri-Grade (Singapur) y Nutri-Score (Europa).

Como se ve en la imagen, el aspecto de estas etiquetas es diverso. Pero la diversidad va más allá del diseño; también hay diferencias de enfoque. Por ejemplo, algunas comunican en positivo, señalando qué productos son opciones saludables o cuáles están aprobados por sociedades médicas —sobre todo, cardiológicas—; otras muestran los valores de los nutrientes del producto y señalan qué porcentaje suponen con respecto a las cantidades diarias recomendadas; las hay que advierten sobre el exceso de nutrientes mediante el mismo código de colores de los semáforos; están las que solo aparecen para destacar los excesos, como los octógonos negros, de gran implantación en América Latina, y existen otras que evalúan los nutrientes de un producto mediante algoritmos y nos ofrecen un resultado con una calificación que va de la A a la E y una graduación de colores que va del verde claro al naranja oscuro. Este es el caso de Nutri-Grade, que se usa en Singapur, y de Nutri-Score, el etiquetado elegido en España y otros países de la Unión Europea.

Los etiquetados frontales —o FOPL, por sus siglas en inglés, de *Front Of Pack Label*— no son obligatorios en todos los países. De hecho, lo habitual es que su uso sea voluntario. En la actualidad, la mayoría de los países que los usan de manera obligatoria se concentran en América Latina. Chile, Perú, México, Uruguay, Colombia, Argentina... con excepción de Ecuador y Brasil, casi todos han adoptado los octógonos negros. Chile fue el primero en utilizarlos en 2016; de ahí que se les conozca coloquialmente como «los sellos chilenos».

En Europa no hay todavía etiquetados frontales obligatorios, aunque sí se usan de manera voluntaria. Y, si bien existen distintos modelos, el que predomina en la Unión Europea es Nutri-Score. A día de hoy, lo han adoptado Suiza y siete Estados miembros: Bélgica, Alemania, Luxemburgo, Países Bajos, España, Portugal y Francia,[61] que fue el primero en introducirlo en 2017. El resto de los países de nuestro entorno no lo han incorporado o han apostado por otros modelos, como Italia, que utiliza uno llamado Nutrinform.

Con todo, el etiquetado frontal que más se utiliza en el mundo es el sistema voluntario de la industria, que muestra lo que nos aporta una ración de producto en relación con las cantidades diarias recomendadas. En general, las etiquetas de este estilo enseñan el contenido de calorías, grasas saturadas, azúcares y sal por porción —no siempre por paquete, ni por una medida estándar, como 100 gramos—, y esa porción, además, suele estar definida por cada fabricante.

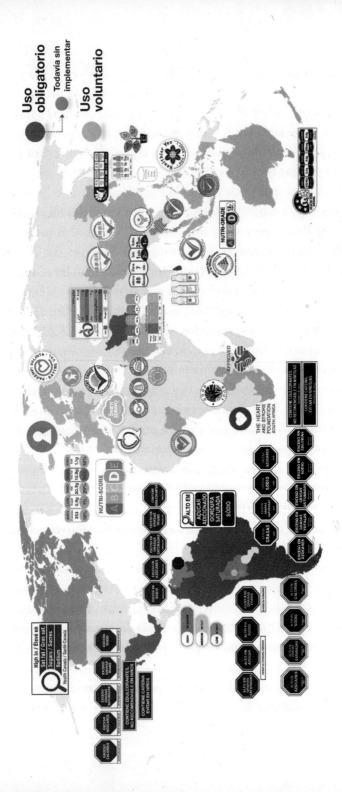

Tipos de etiquetado frontal utilizados en diferentes partes del mundo. © 2024 Global Food Research Program at UNC-Chapel Hill; © FreeVectorMaps.com, https://www.globalfoodresearchprogram.org/resource/front-of-package-label-maps/.

Aunque no todos los modelos funcionan igual —ni igual de bien—, en conjunto, los etiquetados frontales han mostrado ser útiles y necesarios frente a la avalancha de confusión y de ruido. Eso sí, ninguno es perfecto ni mucho menos infalible.

Las etiquetas más utilizadas —las que muestran los aportes nutricionales por ración— están entre las menos eficaces de todas. Hay un documento muy interesante al respecto, publicado por el Programa Mundial de Investigación Alimentaria, de la Universidad de Carolina del Norte, que recoge cómo las etiquetas de este tipo fueron desarrolladas por asociaciones de fabricantes y distribuidores de productos comestibles en Reino Unido y Estados Unidos, y cómo se adoptaron más tarde, con ligeras variaciones, por las asociaciones industriales de muchos otros países, a pesar de la poca o nula evidencia sobre su impacto positivo para los consumidores. «Los expertos en salud —expone el documento— lo consideraron como una maniobra estratégica —y exitosa— para prevenir el desarrollo gubernamental de una política de etiquetado frontal obligatorio».[62]

Un brindis al sol con efectos preventivos.

A Nutri-Score, por otra parte, se le han hecho numerosas críticas. Entre ellas, que basta con agregar un nutriente beneficioso para que el algoritmo mejore la puntuación global de un producto que, a todas luces, es insano, o que los productos muy procesados tienen cierta ventaja con respecto a los que llevan pocos ingredientes: un postre lácteo, por ejemplo, puede reducir los niveles de azúcar o agregar algo de fibra para salir mejor en la «foto», mientras que un queso tradicional no puede hacer demasiado con su contenido de grasa y de sal, dos de los nutrientes que el modelo penaliza.

También se ha señalado que una parte de la población no termina de entender el sistema de calificación ni lo que significan las cosas. Una A en color verde no significa que el alimento sea saludable *per se*, sino que es una mejor opción que otros alimentos similares; sin embargo, lo que se suele entender con esa A en verde es lo primero: que el alimento es bueno o es sano. Esto, a su vez, explica que una parte de la industria haya sido capaz de resignificar este tipo de etiquetado.[63] Hoy vemos productos superfluos, muy procesados y hasta menús en cadenas de comida rápida —como McDonald's en Francia—[64] que lucen con orgullo sus A y sus B, ambas en tonos verdosos. Es decir: una debilidad importante de Nutri-Score es que cierta parte de la industria ha sido capaz de apropiárselo, de cooptar un elemento informativo y transformarlo en un elemento publicitario.

Los octógonos negros son más peliagudos a la hora de plantearse un secuestro semántico. «Exceso de sodio» es «exceso de sodio», «alto en grasas» es «alto en grasas», «exceso de azúcar» es «exceso de azúcar», y ninguno de estos mensajes deja demasiado margen para la polisemia o la ambigüedad. Sin embargo, también se pueden burlar. El mejor ejemplo de esto lo encontramos en Uruguay, uno de los primeros países en adoptar los octógonos como etiquetado frontal obligatorio, y uno de los primeros en claudicar ante las presiones de la industria alimentaria que se veía más perjudicada con su implantación.

La secuencia puede resumirse así: en agosto de 2018, el Gobierno uruguayo publicó un decreto[65] para incorporar este etiquetado. Entre las principales justificaciones para hacerlo, el documento menciona la fuerte escalada de sobrepeso y obesidad en la población del país, el aumento en la venta de bebidas azucaradas —que se triplicó entre 1999 y 2013— y el aumento en la venta de otros alimentos con excesiva cantidad de azúcares, grasas y sal, que se duplicó en ese mismo periodo. El decreto indica que «es necesario brindar información objetiva, a través de una herramienta sencilla y accesible, que permita al consumidor la identificación de alimentos envasados con contenido excesivo de nutrientes asociados al sobrepeso, la obesidad y las enfermedades no transmisibles». Con esa premisa cristalina, se adoptaron los sellos de advertencia.

Por supuesto, la implantación no fue inmediata. Como suele suceder en estos casos, los Estados dan un tiempo a las empresas para que puedan adaptarse a los cambios. En esta ocasión, el margen fue de un año y medio: hasta marzo de 2020, la medida no entraría en vigor. A partir de ese momento, los productos que contuvieran mucho sodio, azúcar, grasas o grasas saturadas deberían lucir los avisos correspondientes. Pero ¿cuánto era «mucho»? Para definirlo, el Gobierno tomó como referencia el modelo de perfil de nutrientes de la Organización Panamericana de la Salud (OPS).[66] Los productos alimenticios que tuvieran más de 500 mg de sodio, 3 g de azúcar, 4 g de grasas o 1,5 g de grasas saturadas por cada 100 g de peso deberían llevar estos sellos.

Llegó marzo de 2020 y la implementación del decreto perdió fuerza y protagonismo, en gran medida, por el cambio de Gobierno y la pandemia de covid. Las prioridades sanitarias, políticas y sociales estaban en otra parte; no así las económicas e industriales, cuyos representantes continuaron esforzándose en mejorar sus condiciones de negocio. El resultado de aquellos esfuerzos se sustanció en septiembre, cuando un nuevo decreto[67] modificó los valores fijados en el documento anterior y, además, postergó su entrada en vigor a febrero de 2021. Desde entonces, el etiquetado sería obligatorio, aunque con unos límites más favorables a los fabricantes de alimentos y bebidas.

Triste, pero aún quedaba margen para que fuera más triste todavía, porque la historia tiene un capítulo más. Justo una semana antes de la entrada en vigor de esta normativa rebajada, se publicó un tercer decreto[68] que volvía a modificar los valores.

¡Otra vez! ¿Acaso los cambios se hicieron para endurecerlos? No. Como ya estarás imaginando, este tercer decreto es aún más complaciente con la industria alimentaria. La servidumbre se aprecia bien en la siguiente tabla:

		Límites originales (2018)	Límites modificados (2020)	Límites modificados (2021)
Alimentos sólidos	Sodio	500 mg / 100 g	400 mg / 100 g	500 mg / 100 g
	Azúcar	3 g / 100 g	10 g / 100 g	13 g / 100 g
	Grasas	4 g / 100 g	9 g / 100 g	13 g / 100 g
	Grasas saturadas	1,5 g / 100 g	4 g / 100 g	6 g / 100 g

Cantidades de nutrientes a partir de las cuales es obligatorio poner sellos de advertencia en productos alimenticios en Uruguay: cambios realizados entre 2018 y 2021.

Tras este último cambio de valores para los alimentos sólidos —las bebidas se mantuvieron igual—, en Uruguay se pueden vender sin sellos de advertencia productos que contienen más del cuádruple de azúcar (de 3 a 13 g), el cuádruple de grasas saturadas (de 1,5 a 6 g) y más del triple de grasas totales (de 4 a 6 g) de lo que se había establecido al inicio.

El ejemplo ilustra muy bien que los criterios son dúctiles, maleables, y que las revisiones y las modificaciones legales no están necesariamente vinculadas a criterios científicos o de salud pública, como los de la Organización Panamericana de la Salud, que sirvieron de referencia inicial. En la actualidad, en Uruguay hay productos que deberían llevar advertencias y no las llevan y, por tanto, son percibidos por la población como opciones saludables —o, al menos, inocuas—, aunque no lo son.

TODAS LAS ETIQUETAS TIENEN PODER

Algunas páginas atrás me he referido a los etiquetados frontales como uno de los elementos más relevantes, molestos y polémicos de los envases alimentarios. El caso que acabamos de ver es perfecto para comprender por qué. Lo que ocurrió en Uruguay, aunque flagrante, no es muy distinto de lo que ocurre en otros países del mundo y nos permite entrever los mecanismos, resortes y resistencias que se activan cuando se pretende ofrecer información clara, veraz y accesible a la población. Especialmente, cuando esta información perjudica a los intereses económicos de las empresas.

Todo lo que vemos en estas etiquetas —y lo que no—, unido al hecho mismo de que existan en cualquiera de sus modelos, es el resultado de una discusión entre partes con intereses distintos, cuando no contrarios. Al final, la información que se recoge, los datos que se muestran, el modo en que se presentan e, incluso, las normativas que las regulan y sustentan no son fruto de la casualidad. Son fruto de una negociación y una pelea.

La complejidad es tal que incluso puede ocurrir que dos grupos con objetivos contrapuestos coincidan en la necesidad de erradicar un determinado etiquetado frontal. Es lo que ha pasado con Nutri-Score, que nos muestra una interesante paradoja: tanto la industria que fabrica los productos con peores perfiles nutricionales como muchos dietistas-nutricionistas y otros profesionales de la salud están de acuerdo en que es mejor que no exista. Eso sí, llegan a la misma conclusión por razones diferentes: la industria, porque considera que este tipo de etiquetado molesta demasiado, y los profesionales sanitarios porque consideran que no molesta lo suficiente.

Las tensiones, discusiones y cambios a propósito de los modelos se producen porque el etiquetado alimentario es un espacio codiciado. Un espacio de poder. El poder de estos elementos informativos consiste en que son sencillos y accesibles, ya que no hay que rebuscar entre los pliegues o los rincones del envase para encontrarlos. Están colocados en la parte frontal y comparten territorio con todos los elementos que actúan como gancho de compra. Disputan una parcela de ese lugar donde se despliegan las armas de seducción. Y eso es justo lo que incomoda. Su poder radica en que contradicen la fantasía con la que se promocionan los productos desde el mismo escenario donde esa fantasía se desarrolla.

Da igual que sean octógonos con advertencias o valoraciones con letras y colores: la pelea por esa etiqueta, así como la pelea por tantas otras parcelas y mensajes de los envases alimentarios, no es una mera disputa de forma. Es una disputa de fondo que nos muestra, sin ambages, de qué estamos hablando en realidad: dinero y poder. Todo lo que hay impreso en el envase de un alimento, ya sea informativo o publicitario, incide en nuestra percepción sobre el producto y, en consecuencia, influye en nuestras elecciones y compras. Como diría el doctor en Salud Pública Patricio Pérez-Armijo, controlar el algoritmo y los valores es controlar también la percepción del producto.[69] Cabe entender desde ahí los esfuerzos por reducir, debilitar o matizar las parcelas informativas, sobre todo cuando están en la parte frontal de los envases.

Esto se puede conseguir entorpeciendo la implantación de un modelo, proponiendo modelos más benevolentes con la industria, modificando los valores de referencia para los modelos que son unívocos —y, por tanto, más eficaces que el resto—, o resignificando modelos informativos para que funcionen como publicidad. Existen muchas estrategias; las suficientes como para poner en evidencia que ningún etiquetado frontal es infalible y que todos se pueden mejorar. De ahí que sea tan importante aprender a leer los envases sin intérpretes, dominar el lenguaje.

En el súper, como en el cine, si conoces el idioma en el que hablan los actores, no necesitarás subtítulos para entender de qué va la película.

Agente 002. Los asteriscos

El otro elemento que desempeña un doble papel en la parte frontal es el asterisco (*), un signo ortográfico que contiene mucha sustancia, a pesar de ser pequeño y discreto. Los asteriscos se utilizan en los envases igual que en muchos otros soportes: indican que existe una nota donde se amplía la información o se ofrecen aclaraciones sobre lo que leemos en el texto principal. Cuando vemos un asterisco junto a una frase o una palabra, sabemos que en otra parte del envase hay más datos al respecto.

La cuestión es junto a qué palabras se usa y qué datos son esos.

Empecemos por lo positivo. Algunas veces, lo que leemos es información añadida que no cabe en el frontal o cuya inclusión es tan extensa que podría estropear el diseño. Esto ocurre, por ejemplo, cuando se usan asteriscos junto a un determinado ingrediente para detallar que ha sido producido de manera respetuosa con el medioambiente o que procede de comercio justo. Pero esta situación no es la más común. Lo habitual es que el asterisco no se use para ampliar lo expuesto, sino para matizarlo.

Y matizarlo bastante.

Galletas «*digestive*» que no son digestivas, productos «sin azúcar» que sí contienen azúcar, salchichas con un «40 % de leche» que en realidad llevan un 5 % de leche en polvo... En estos casos —y otros similares—, el asterisco conduce a una aclaración que normalmente se hace en letra más pequeña y en la parte de atrás. Allí, en lugar de ofrecernos detalles que refrenden lo que se promete de manera destacada, lo que encontramos es una especie de disculpa que casi siempre rebaja las expectativas creadas. Es muy parecido a cuando alguien que te gusta mucho, después de lanzarte varias «señales prometedoras», dice a viva voz «¡te quiero!», para aclarar, después de una pausa, que te quiere «como amigo». Su aprecio no es un fraude, no es mentira, pero tras ese momento es inevitable sentir que te ha mentido y estafado. Normal: habías imaginado algo distinto, en gran medida, porque todo estaba dispuesto para ayudarte a imaginarlo así.

Un ejemplo interesantísimo sobre este mecanismo lo encontramos en una campaña publicitaria que se lanzó en marzo de 2023 para anunciar unos cereales en el Reino Unido. La marca, Surreal, no era de las más conocidas ni la empresa tenía capacidad económica suficiente para que personas famosas promocionasen el producto. Sin embargo, los publicistas diseñaron unos llamativos carteles en los que se podía leer, en letras bien grandes y destacadas, que deportistas tan famosos como Serena Williams o Cristiano Ronaldo preferían estos cereales a cualquier otro. ¿Cómo fue posible?

¡Bingo! Los asteriscos. Estaban colocados junto a estos nombres célebres y, un poco más abajo, en letras más pequeñas, se leían las aclaraciones correspondientes. Los textos decían así:

Cereal oficial de Ronaldo *
*Probablemente, no ese Ronaldo
en el que estás pensando.

Somos el cereal favorito de Dwayne Johnson *
* Dwayne es un conductor
de autobús de Londres.

Serena Williams * come nuestro cereal
* Es una estudiante de Londres
y le pagamos para que lo comiera,
pero la idea es la misma.

Los anuncios no escondían las aclaraciones. De hecho, parte de la gracia estaba en que se pudieran leer, apelando al sentido del humor del público. Y funcionó, sobre todo en las redes sociales. Así, el asterisco desempeñaba tres funciones: primero, hacer posible que la marca llamase la atención con nombres mundialmente conocidos; después, despertar simpatía o complicidad en la audiencia al reconocer que las personas que aparecían mencionadas no eran las celebridades que podría parecer en un principio y, por último, evitar una demanda por esta picardía.

La campaña, aplaudida por su ingenio y criticada por su falta de ética, muestra a la perfección la importancia de los asteriscos en la promoción de algunos alimentos. Y, también, dibuja lo que sucede en muchos productos envasados. El mecanismo de aclaraciones es idéntico al de tantos y tantos productos que se anuncian mejores de lo que son en realidad. En sus envases, más que usarse para añadir la información que no cabe en el frontal, estos signos se utilizan para desplazarla de allí aunque quepa.

En este sentido, los asteriscos son un recurso de comunicación y escritura que se han convertido en un recurso publicitario. Esto es importante porque, a diferencia de los etiquetados frontales —cuya presencia puede deberse a diversas circunstancias—, los asteriscos siempre son una elección del fabricante, que los utiliza porque quiere y porque considera que hacerlo es una buena opción. Entonces ¿por qué son agentes dobles? Porque los asteriscos, entre sus múltiples aristas, tienen una que nos beneficia: nos indican que es posible que haya un matiz, que la información está en otra parte y que debemos mirar más allá del frontal.

Y eso es justo lo que vamos a hacer ahora: mirar más allá. Darles la vuelta a los envases.

3

Delatores de fantasías.
Tres preguntas existenciales para
conversar con un alimento envasado

—¡Pero qué empeño en pensar lo peor! Es
cierto que la conducta de papá hace sospechosa
la demora, pero hay que descontar muchas espe-
ranzas todavía: un accidente, una enfermedad,
una prisión por error, un olvido; papá es bastante abandonado. ¡No llores de esa manera! ¡Qué
quedaría para después!

FLORENCIO SÁNCHEZ, *En familia*

Lo primero que ves de un envase es principalmente un reclamo.
Esto no tiene que ver con el tipo de producto ni con la calidad de
sus ingredientes ni con su perfil nutricional, sino con una cuestión
económica y de oportunidad: los anuncios sirven para aumentar
las ventas y no hay soporte publicitario más rentable que el propio
envase del producto.

Una vez que los fabricantes han invertido dinero en confec-
cionar el envase e imprimir en él la información obligatoria, solo

necesitan un poquito más de tinta —y un muchito de creatividad— para aprovechar su faceta publicitaria. Además, el público al que se dirigen desde ese espacio está receptivo, semicautivo y predispuesto: cuando vas al supermercado llevas dinero, intención de comprar y ganas de encontrar todo lo que buscas en un solo lugar.

La combinación es perfecta.

Los elementos que aparecen en la parte frontal de los envases —ya sean fotos, mensajes, colores o nombres— tienen tres objetivos muy claros: llamar nuestra atención, contarnos cómo es el producto que hay dentro y, lo más importante, convencernos de que lo compremos. Para conseguirlo, como hemos visto en las páginas anteriores, se ponen en «modo primera cita»: exhiben todos sus encantos, camuflan todos sus defectos, ponen el énfasis en lo bueno y, si el espacio lo permite, insisten en lo mejor.

Por fortuna, las armas de seducción tienen dos limitaciones importantes: una, que los fabricantes no pueden afirmar cualquier cosa sobre sus productos y, otra, que están obligados a detallar ciertos datos de interés, como ingredientes, valores nutricionales, presencia de alérgenos o fecha de caducidad. Tanto la exhibición como el camuflaje pueden llegar hasta un punto.

Pongamos por caso un fabricante de yogur. Aunque ese yogur sea muy bueno y muy sano, el fabricante no puede estampar en el envase que su consumo baja el colesterol, que previene la caries dental o que fortalece los huesos si estos efectos no están demostrados y aceptados por las autoridades alimentarias. En paralelo, tampoco puede ocultar su contenido de grasas, calorías o azúcares, ni su fecha de consumo preferente o el lugar de procedencia de la leche.[70]

Esto es así porque existen normas que regulan la información que debe ofrecerse al consumidor; leyes que obligan a poner datos, que establecen el modo en que deben presentarse esos datos y que, además, impiden hacer afirmaciones de salud sin fundamento.

Por tanto, las armas de seducción publicitaria no son todopoderosas; tienen unos límites, y esos límites los marca la ley.

Retomaré el asunto legislativo en el siguiente capítulo. Ahora, centrémonos en la información obligatoria, que es lo más útil del envase y lo que necesitamos aprender a leer para conocer cómo es el producto que tenemos en las manos.

Los alimentos envasados deben ofrecernos estos datos:

- La denominación del producto.
- La lista de ingredientes (que incluye toda sustancia empleada, también los aditivos y aromas).
- La cantidad concreta de ciertos ingredientes.
- Si contiene ingredientes u otras sustancias que no se consideran ingredientes (como los «aditivos de producción» o coadyuvantes)[71] que suponen un riesgo para las personas con alergias o intolerancias alimentarias.
- La información nutricional (que incluye, de forma obligatoria, las kilocalorías, las grasas, los hidratos de carbono, la fibra alimentaria, las proteínas y la sal; y puede incluir opcionalmente otros elementos, como las vitaminas y los minerales).
- La cantidad neta del producto.
- La fecha de caducidad o de consumo preferente.
- El modo de empleo, si es necesario.
- Las condiciones especiales de uso y conservación, si procede.
- En ciertos casos, como en las carnes de cerdo, ovino, caprino y aves de corral, el país de origen o el lugar de procedencia del producto.[72]
- El nombre —o la razón social— y la dirección del operador responsable de su comercialización.
- El grado alcohólico, en las bebidas que tengan una graduación superior a 1,2 % en volumen de alcohol.

¿Dónde están estos detalles? ¿En qué parte del envase los encontramos? Si has jugado alguna vez a la búsqueda del tesoro, verás que esto se le parece bastante: aunque haya pistas o indicios a la vista, la información de valor se encuentra en una zona menos visible —en algún lateral, debajo o detrás—, y está escrita con palabras menos claras, párrafos más compactos y letras más pequeñas. La mayor parte de las veces toca rebuscar, calcular, adivinar o deducir.

Esto último no es baladí. El texto que de verdad nos cuenta cómo es el producto que nos planteamos comprar resulta con frecuencia ilegible, ininteligible y denso.[73] En muchas listas de ingredientes, las letras son diminutas, las palabras están apretadas y no hay una jerarquía evidente que facilite su comprensión. Es justo lo contrario a lo que ocurre en el frontal del envase.

Cuando uno mira un lado y después el otro, tiene la sensación de que todas las cualidades de comunicación y diseño se han agotado en el frontal, en la «zona de promesas» publicitarias, y que no ha sobrado ni un solo recurso para comunicar de forma clara en la parte de atrás, en la «zona de certezas» informativas. ¿Esto es casual? ¿Es dejadez? ¿Es un enrevesamiento intencionado? Las preguntas son inevitables.

En cualquier caso, ¿es aceptable que una empresa que destina miles de euros a enriquecer el diseño y la fantasía publicitaria comunique de un modo tan pobre en la zona dedicada a la información que de verdad es valiosa? A tenor de la diferencia abismal que hay entre ambos espacios, da la impresión de que los datos importantes están puestos porque deben estar, porque es obligatorio que estén, pero que no fueron escritos para ser leídos ni comprendidos con facilidad por cualquier persona.

De hecho, la información alimentaria no está pensada para «cualquier persona», sino para «el consumidor medio», que es una figura teórica. Es decir: el texto que mejor describe el producto no está escrito para un ser humano real. Su destinatario es un individuo estereotipado, un ideal de lo que debería ser un consumidor que no siempre se ajusta al grueso de la ciudadanía.

¿Quieres saber cómo es esa persona teórica? Según la definió un tribunal y la entiende la legislación alimentaria, el consumidor medio es «el que está normalmente informado y es razonablemente atento y perspicaz, teniendo en cuenta factores sociales, culturales y lingüísticos».[74] Analicemos esto. La descripción es como el horóscopo: bastante amplia, para que todos nos sintamos identificados con ella y, al mismo tiempo, demasiado imprecisa como para ajustarse a cada persona en su singularidad. O, dicho de un modo más riguroso, es lo que los juristas llaman un «concepto jurídico indeterminado» porque, aunque se usa en derecho, su definición no es siempre exactamente la misma, no está en las normas o no deriva exactamente en la misma conclusión. Y, además, presenta un problema.

El problema de esta definición es que aúna competencias y cualidades, que son cosas diferentes. Una cosa es *ser* perspicaz y otra, *estar* informado. Al unir «ser» y «estar», la definición deposita toda la responsabilidad de comprensión lectora en nuestras aptitudes personales y dificulta que exijamos de manera pública una formación adecuada y una redacción y un etiquetado más claros. Así, si no has entendido algo, si intentas leer y no puedes, si investigas la composición de un producto y sientes que te han engañado, asumes que el problema está en ti, individualmente en ti, porque no estás a la altura de la información que se te brinda.

En otras palabras, si yo digo que un consumidor medio es alguien «razonablemente informado, atento y perspicaz», me aseguro de que la mayoría de la gente se vea reflejada en el modelo o quiera verse reflejada en él; que proteste poco y, si lo hace, que proteste bajito. Porque ¿quién no va a querer encajar en esas características, que además suenan a mínimos exigibles de normalidad? Nadie, ya que lo contrario sería *estar* desinformado y *ser* distraído, torpe y lerdo, y a nadie le gusta pensar de sí mismo de ese modo.

Sin embargo —malas noticias—, ahí es donde nos encontramos. La mayor parte de nosotros no reúne las características del consumidor medio. ¿Nos falta perspicacia? ¿Acaso somos lerdos? No. Lo que nos falta es conocimiento para leer correctamente la información alimentaria. Es decir, aunque *seamos* perspicaces y atentos, compramos alimentos sin *estar* bien informados.

Desconocemos que el etiquetado alimentario es como los idiomas y se rige por unas reglas concretas para transmitir información. Desconocemos esas reglas. Desconocemos la importancia de un paréntesis, un asterisco o una palabra resaltada entre las otras. Desconocemos que hay cincuenta maneras de referirse al azúcar sin nombrarlo. Desconocemos que las listas de ingredientes siguen un orden concreto. Y en esas condiciones tan desfavorables vamos a comprar y elegimos nuestros alimentos.

En paralelo, las empresas llevan décadas utilizando este idioma; lo practican a diario, lo dominan a la perfección, lo manejan con soltura. Están al tanto de cada actualización y cada nuevo matiz. Conocen las reglas, los sinónimos, la importancia de la puntuación y, de manera lícita, ponen todo ese conocimiento a su servicio. Al servicio de sus intereses, que no siempre coinciden con los nuestros.

Para reducir la brecha del saber —y, con ella, nuestra vulnerabilidad—, tenemos que aprender cómo funciona este lenguaje. ¿Empezamos?

DALES LA VUELTA A LOS ENVASES

Una bolsa de patatas fritas tiene dos lados, una caja de galletas tiene seis caras, una botella de zumo tiene 360°, igual que un bote de mayonesa, además de la superficie de la tapa. ¿Por qué conformarte con los 90° más llamativos de un frasco, con una sola parte de la bolsa o con una sola cara de la caja si puedes examinarlas todas? Dales la vuelta a los envases, gira las botellas y los botes. Ve directamente a la cara oculta y al ángulo ciego. Piensa en 3D.

Los envases son portavoces de los alimentos que contienen, y las preguntas que debemos hacerles son tres: ¿Quién eres?, ¿de qué estás hecho? y ¿qué me vas a aportar?

1. ¿Quién eres? *Dime tu nombre real*

Lo sabemos: muchos productos alimenticios utilizan nombres artísticos que responden a la fantasía. Sus nombres sugieren —aunque no afirman— que son especiales por algún motivo, mejores que otros productos similares, o mejores de lo que son en realidad. Estos nombres, como hemos visto en el capítulo anterior, resultan muy eficaces en el terreno publicitario, pero son insignificantes en el campo informativo. No dicen nada, están vacíos. Por ello, si de verdad queremos saber qué clase de alimento tenemos delante, debemos buscar su denominación de venta, es decir, encontrar su nombre real.

Este dato suele colocarse junto a la lista de ingredientes —en general, precediéndola—, y se puede presentar de tres maneras:

- como una denominación definida por la ley
- como una denominación habitual
- como una denominación descriptiva del producto

La opción preferente para nombrar un alimento siempre es la denominación legal. Si no existe, el fabricante debe utilizar la denominación habitual. Y si tampoco hay una denominación habitual —o no se usa—, entonces debe ofrecer una denominación descriptiva.

Nombres definidos por la ley

Nos hemos acostumbrado a encontrar *cookies* cuando navegamos por internet, pero también podemos encontrar galletas cuando recorremos el Boletín Oficial del Estado.[75] Y miel, escabeche, tocino, mayonesa, té, zumo, yogur, pescado... Aunque no todo el mundo lo sabe, existen documentos oficiales —nacionales e internacionales— que definen desde hace años gran parte de lo que comemos.

Un nombre definido por la ley es una denominación que está recogida y descrita en alguno de los tres ordenamientos jurídicos que regulan el derecho alimentario en nuestro entorno. A saber: el Códex Alimentarius, la legislación europea y el derecho español. Por áreas, el Códex Alimentarius[76] es un conjunto de normas de ámbito mundial; la legislación europea marca las reglas dentro del espacio que conforman los veintisiete Estados de la Unión, y la normativa estatal tiene su aplicación específica en España.

Pese a que abarcan diferentes territorios, estos tres grupos de normas no son jerárquicos. Es decir, no hay uno que sea más importante que los demás, sino que son complementarios. Como explica Francisco José Ojuelos Gómez, abogado experto en derecho alimentario y profesor de Legislación y Política Alimentaria en la Universidad Europea Miguel de Cervantes: «Los tres ordenamientos se coordinan entre sí, se utilizan como fuente unos de los otros, y muchas de sus regulaciones son paralelas, cuando no idénticas».

Antes de la entrada de España en la Comunidad Económica Europea (CEE), en 1986, las definiciones legales de los alimentos se encontraban recogidas en el Código Alimentario Español,[77] una norma jurídica que se publicó en 1967 y que, aún hoy, sigue siendo formalmente aplicable en muchas de sus partes. Allí leemos, entre otras, las definiciones de mortadela, mermelada, compota o jamón de York (descrito como «el pernil o brazuelo del cerdo deshuesado, descortezado o no, bien sazonado, nitrificado y cocido, moldeado y recubierto de envolturas autorizadas o enlatado»).

Este último ejemplo es muy interesante. Si te gustan los temas de nutrición, quizá hayas escuchado alguna vez que este tipo de jamón técnicamente no existe porque no está recogido ni definido por la ley. O tal vez conozcas el libro *El jamón de York no existe*, de la divulgadora Marián García,[78] en el que llega a esta conclusión citando la norma actual: «Las denominaciones oficiales del jamón son tres: "jamón/paleta cocida extra"; "jamón/paleta cocida" y "fiambre de...". El jamón de York no existe porque no aparece en la legislación». Y es cierto. El jamón de York no existe. Pero existió.

El Código Alimentario Español, que firmaron Francisco Franco y Luis Carrero Blanco, sigue vigente a día de hoy, si bien muchos de sus artículos han sido derogados y reemplazados por normas posteriores. Desde que se redactó, hace más de medio siglo, han aparecido procesos, alimentos y productos nuevos, y ha sido necesario revisar y afinar su contenido. De ahí que haya otras normas más recientes que suprimen, actualizan o amplían aquellas definiciones iniciales —como la actual del jamón, que es de 2014—, o que se estrenen otras. Así, el kétchup no está en este Código Alimentario, sino en un reglamento posterior, que se publicó en 1984.[79]

Curiosidades aparte, lo que nos interesa saber es que, a la hora de nombrar los alimentos, hay documentos que funcionan como diccionarios oficiales. En ellos encontramos recogidos los nombres y las definiciones precisas de lo que significan y cómo son. En consecuencia, los fabricantes solo pueden usarlos en aquellos productos que se ajusten a esas definiciones. De esta manera, por muy parecido que sea un alimento al de la definición, si no cumple con todos los requisitos para llamarse de ese modo, no podrá lucir el nombre en el envase.

Pongamos por caso el yogur. Todos los yogures son leche fermentada, pero no todas las leches fermentadas pueden llamarse yogur. Esto es así porque los yogures solo pueden elaborarse con un tipo específico de bacterias y deben contenerlas vivas en una cantidad mínima concreta.[80] Por tanto, una leche fermentada que se haya hecho con bacterias diferentes, o que las contenga en menor cantidad, no se considera yogur, aunque esté buenísima y se le parezca mucho.[81]

Nombres habituales y nombres descriptivos

La legislación recopila muchos nombres, pero no todos. Conforme avanzan los procesos industriales, llegan influencias gastronómicas de otras partes del mundo y nuestros gustos y preferencias cambian, aparecen infinidad de productos nuevos en el mercado. Recordemos que solo en Europa se comercializan más de 108.000 alimentos y bebidas diferentes, según detalla el modelo de perfiles nutricionales más reciente, publicado en marzo de 2023 por la Oficina Regional de la OMS.

Ponerle nombre a un alimento que no se conoce o que, directamente, no existía hasta hace poco supone un reto comercial y legal. En este sentido, el auge actual de los nuevos productos veganos es quizá el ejemplo más destacado porque, con cierta frecuencia, aviva durísimas discusiones sociales y legislativas acerca de cómo se deberían nombrar. ¿Se puede llamar «leche de soja» o «queso vegano» a unos productos que no contienen leche? ¿Es correcto llamar «hamburguesa» o «salchicha» a un alimento que no tiene carne? Las batallas por los nombres —sobre todo, las legales— son muy serias porque los cambios y las novedades involucran la identidad de los productos, afectan a distintos sectores de la industria alimentaria y tienen repercusiones en su economía.

El caso es que, por ser muy novedosos —o, a veces, justo por lo contrario—, en el mercado hay alimentos que no tienen una denominación legal, aunque la ley prevé este escenario.[82] En estas ocasiones, los productos pueden nombrarse de dos maneras: con su denominación habitual o con una denominación descriptiva.

- **La denominación habitual** —o establecida por el uso— es un nombre que se reconoce con facilidad. Sirve cualquiera como denominación del alimento, siempre que los consumidores del país donde se vende no necesiten ninguna otra aclaración para entender qué es. Esto lo vemos, sobre todo, con productos tradicionales y muy conocidos. En España, por ejemplo, podrían ser «estofado», «fabada» o «arroz con leche».
- **La denominación descriptiva**, en cambio, es la que proporciona una descripción del alimento —y de su uso, si es necesario—. La descripción debe ser lo bastante clara como para permitir a los consumidores que conozcan la verdadera naturaleza del alimento y lo distingan de otros con los que se podría confundir. Esta denominación la encontramos generalmente en los productos nuevos. Por ejemplo, «preparado en polvo para hacer un pastel con sabor a limón y con caramelo líquido», «especialidad en forma de huevo dulce cubierta con chocolate con leche, con juguetes sorpresa», «té verde fermentado y aromatizado» o «producto de aperitivo frito con sabor a tomate y orégano».

Saber que los alimentos tienen nombres reales y que hay unas reglas estrictas que los regulan ayuda a entender mucho mejor por qué hay tanto despliegue creativo en la nomenclatura de fantasía. Como es lógico, resulta mucho más atractivo —y breve— decir «Rallado sabor mozzarella» que «Preparado alimenticio a base de aceite de coco apto para veganos», «Filetes merlvza» que «Producto 100 % vegetal estilo filete de pescado rebozado a base de proteína de soja con aceite de oliva virgen extra» o «Kombucha *lemon fantasy*» que «Bebida de té fermentada, con gas y edulcorante».

Más allá de estos ejemplos, podemos apreciar muy bien el salto entre lo creativo y lo real con un producto nuevo que se lanzó en 2023. Se trata de una grasa para untar, como la mantequilla, pero de origen vegetal, como la margarina. Por su color, textura y aspecto se parece mucho a cualquiera de las dos; sin embargo, no es ni una cosa ni la otra porque legalmente no se ajusta a ninguna de las dos definiciones. El producto contiene, además de aceites vegetales, grasa de coco y agua, una preparación de habas, un emulgente, colorante y aromas. Su nombre artístico, «Plantequilla», tiene más gancho que su nombre real, que es «Materia grasa para untar 79 %». Para el departamento de ventas, el primero es muy bueno, pero para quienes vamos a comprar, el segundo es mejor porque nos ofrece información ajustada a la realidad.

Esto es, en suma, lo importante de los nombres de verdad: que, ya sean descriptivos, habituales o definidos por la legislación, nos aportan una idea más precisa de los productos y nos permiten entender qué son. Por eso, buscar los nombres es fundamental. Puesto que vamos a dialogar con los envases, lo primero es saber con quién estamos hablando.

2. ¿De qué estás hecho? Dime qué contienes

Una vez que conocemos el nombre del producto, el siguiente paso es saber de qué está hecho. Esta nueva información, que se suma a la anterior, es más relevante todavía porque nos proporciona concreción y detalles. La encontramos en la lista de ingredientes.

Las listas de ingredientes, *a priori*, no suponen ningún misterio ni parecen ofrecer ninguna dificultad. Casi todos sabemos lo que son —una sucesión de elementos utilizados en la elaboración de un producto— y, en líneas generales, reconocemos sin problemas las palabras que vemos allí. Sin embargo, estas listas son como los idiomas: se escriben siguiendo unas reglas. Y aquí está el quid de la cuestión: conocer las reglas, además de las palabras sueltas, es lo que nos permite entender de manera cabal lo que estamos leyendo.

Veamos cuáles son las reglas principales y cómo nos ayudan a comprender mejor la información que hay en las listas de ingredientes.

HAY UN ORDEN

Los ingredientes no se colocan de cualquier modo. Están enumerados según su peso en el producto y siguen un orden decreciente. Esto significa que los primeros de la lista son los que tienen mayor presencia, mientras que los últimos están presentes en menor cantidad. Así, cuando cogemos una bolsa de patatas fritas y leemos en sus ingredientes que lleva «patatas, aceite y sal», no solo sabemos de qué está hecho el contenido de la bolsa; también sabemos que el ingrediente principal, lo que más peso tiene, son las patatas.

Este caso es sencillo y evidente, al punto de que podríamos

afirmar lo mismo sin necesidad de leer la lista, pero hay muchos otros casos en los que no es tan fácil hacerse una idea de qué contiene un producto ni en qué proporción o cantidad. Pensemos, por ejemplo, en un fiambre de pavo. ¿Cuánto pavo tiene ese fiambre? ¿De qué otras cosas está hecho? Elegimos uno del súper, le damos la vuelta al envase, y la lista de ingredientes nos responde así:

Carne de pavo (45 %), agua, fécula de patata, leche en polvo, sal, proteína de soja, azúcar, dextrosa de maíz, aromas. Estabilizantes: (E-451 y E-407), antioxidante: (E-316), conservador: (E-250).

Esta lista nos ofrece información muy importante. Para empezar, nos confirma que el pavo es el ingrediente principal, como cabría esperar, pero —¡sorpresa!— nos desvela que solo está presente en el 45 % del producto. Es decir, más de la mitad del fiambre que hemos elegido está hecho de otras cosas que no son carne de pavo. ¿Y qué cosas son esas? Al leer el resto de los elementos y saber que hay un orden decreciente, comprendemos que el producto contiene principalmente agua y fécula de patata, seguidas en menor medida por leche en polvo, sal, azúcar, proteína de soja y dextrosa.

¿Qué hace la fécula de patata en un producto como este? Darle consistencia, espesarlo. La fécula, o almidón, es un hidrato de carbono que se encuentra de forma natural en los vegetales, desde los cereales —como el arroz o el maíz— hasta los tubérculos —como los boniatos y las patatas—. Cuando se combina con líquidos, actúa como espesante y gelificante de esos líquidos. En este caso, al mezclar la fécula con agua, se consigue una textura más suave y cremosa en el fiambre. Dado que el almidón es un ingrediente barato, la industria alimentaria lo utiliza en infinidad de productos, incluidas las carnes procesadas que no tienen mucha carne.

La lista de ingredientes —y el orden en el que estos aparecen— nos permite hacernos una idea de la calidad nutricional y comercial de un producto. Si entre los primeros puestos encontramos ingredientes baratos o poco saludables —como harinas refinadas, almidones, azúcar, sal o grasas de mala calidad—, lo más seguro es que estemos ante un alimento poco interesante desde el punto de vista gastronómico y nutricional.[83]

LOS PORCENTAJES SON TUS AMIGOS

Los números cuentan más cosas que las imágenes y las palabras. Sobre todo, si lo que estás escudriñando son los mensajes de un envase alimentario. En el ejemplo anterior, el del pavo, se aprecia muy bien que el dato concreto del 45 % es clave para decodificar la información de la lista y, en consecuencia, captar mejor cuál es la calidad del producto que tenemos en las manos.

Los porcentajes son nuestros aliados, pero no todos los ingredientes van acompañados de este dato. En la lista del fiambre de pavo, sin ir más lejos, no hay detalles sobre el resto de los ingredientes. ¿Por qué? Porque los fabricantes solo están obligados a proporcionarlos cuando se trata de ingredientes destacados. ¿Te acuerdas de la estrategia del «ingredientismo» que vimos entre las armas de seducción? Pues bien, su uso no sale gratis. Cuando se destaca un ingrediente en el envase, ya sea con imágenes o con palabras, debe detallarse en esta lista cuál es su cantidad.

Esta información cuantitativa es muy valiosa. Por un lado, nos ayuda a deducir las cantidades aproximadas de los demás elementos y, por otro, nos permite averiguar si los reclamos del frontal del envase se corresponden con el producto que hay dentro. En este sentido, los porcentajes nos aproximan a la realidad y, con frecuencia, son estupendos delatores de la «comida fantástica». Aunque profundizaré en este aspecto más adelante, veamos aquí un par de ejemplos que demuestran el valor de los números.

Estamos en el supermercado y encontramos una «sopa de ave con fideos».

Mira aquí el envase de la sopa.

El frontal del envase destaca esos dos ingredientes con fotos y palabras, y muestra con imágenes algunos otros, como patatas, cebollas o puerros. En el exterior del sobre, la sopa humeante resulta tentadora y el pollo ocupa buena parte de la superficie. Pero ¿qué hay en realidad dentro del sobre? El nombre del alimento y la lista de ingredientes nos lo enseñan:

> Sopa deshidratada de ave con fideos. Ingredientes: Pasta alimenticia (fideos) (sémola de **trigo** duro) (76 %), sal, almidón de maíz, potenciador del sabor (glutamato monosódico), harina de **trigo**, aromas, patata (2 %), pollo (0,8 %), grasa de pollo, cebolla (0,5 %), extracto de levadura, especias, puerro (0,1 %), **apio** (0,003 %), zanahoria. **Puede contener trazas de soja, pescado, leche, crustáceos, moluscos, mostaza, altramuz.**

La realidad, según la lista de ingredientes, es que la mayor parte de esta sopa deshidratada está compuesta por fideos; la sal es el segundo elemento con más peso en el producto; también lleva almidón —en este caso, de maíz—, y la cantidad de pollo no llega ni al 1 %. Las hortalizas destacadas en el envase, por su parte, están presentes en cantidades ínfimas, con excepción de la patata. No es que haya mucha, es cierto, pero duplica de largo la presencia del pollo.

A su vez, como sabemos que el orden importa, estamos en condiciones de deducir otras cosas. Por ejemplo, si nos fijamos en qué lugar está ubicada la grasa de pollo, podemos estimar su cantidad. Al conocer los valores del ingrediente que la precede y del que la sigue, sabemos que esa grasa rondará entre el 0,6 % o 0,7 % del producto. Y algo más: si sumamos los porcentajes conocidos de los ingredientes (79,4 %), nos daremos cuenta de que el 20 % de este producto está hecho, sobre todo, de sal, almidón, potenciador del sabor y harina.

Los porcentajes, como decía antes, son nuestros aliados. Pero hay algunos que nos pueden confundir. Son los que están en el frontal del envase, destacados a modo de reclamo, y que, precisamente por ello, hay que observar con cuidado. En muchos casos, el porcentaje que se ve allí es fiel a la realidad. Pero hay casos en los que no. Por eso siempre es importante corroborarlo con la lista de ingredientes. Un ejemplo, este pastel de kiwi:

Mira el envase.

Este pastel destaca la presencia del kiwi con palabras, imágenes y números. Cuando miramos el envase, leemos «Pastel de kiwi con 8 % de relleno de kiwi». Sin embargo, la lista de ingredientes nos cuenta una historia diferente (y también más larga):

Azúcar, **huevos**, harina de **trigo**, grasa de palma, almidón de **trigo**, jarabe de glucosa-fructosa, humectantes: sorbitoles, glicerina, grasa vegetal hidrogenada, cacao en polvo bajo en grasa, (0,4 %) zumo de kiwi, (0,3 %) kiwi, zumo de manzana, sal, gasificantes: difosfatos, carbonatos de sodio; emulgentes: monoglicéridos y diglicéridos de ácidos grasos, triestearato de sorbitán, lecitinas; aroma natural, reguladores de acidez, acetatos de sodio, ácido cítrico; gelificante: pectinas, zumo de limón concentrado, extracto vegetal (cártamo, algas), colorante: carotenos. Este producto puede contener restos de **frutos secos** y derivados de **leche**.

El valor que se anuncia en el frontal está muy lejos de los que vemos aquí: apenas un 0,3 % de kiwi y un 0,4 % de zumo de kiwi. Ni siquiera sumándolos nos acercamos al 8 % prometido. Pero... un momento... ¿Qué era exactamente lo prometido? Hay que releer la frase destacada para captar el matiz: lo prometido es un pastel «con 8 % de relleno de kiwi», que no es lo mismo que decir que el pastel está «relleno con un 8 % de kiwi». En otras palabras, se trata de un pastel que tiene un relleno que está hecho con un poquito de esa fruta y más cosas. Por el orden de la lista de ingredientes y el papel que pueden desempeñar en la elaboración de un pastel, es bastante probable que el relleno sea, en su mayor parte, jarabe de glucosa-fructosa. Azúcar.

Hay tres aprendizajes importantes en lo que hemos visto hasta ahora. Uno: los porcentajes que nos interesan son los que figuran en la lista de ingredientes. Dos: conocer los porcentajes de los ingredientes destacados nos permite comparar productos similares y elegir el que tenga más cantidad de aquello que nos interesa. Y tres: la combinación de los porcentajes con lo que sabemos sobre el orden es una herramienta superpoderosa. En cierto modo, funciona como esas gafas que permiten ver a través de las cosas. En este caso, a través de la opacidad de los envases.

Ahora que tenemos unas gafas con poderes especiales, subamos de nivel. Vamos a conocer los ingredientes compuestos, es decir, aquellos ingredientes que, a su vez, están formados por otros. Para entendernos, un ingrediente compuesto es como ese táper con «salsa de tomate» que guardas en la nevera y que contiene tomate, cebolla, ajo, aceite de oliva y sal: agrupa varias cosas mezcladas dentro de un mismo contenedor y las expone con un nombre más breve.

Este tipo de ingredientes es muy habitual en los productos que nos ofrece la industria alimentaria. Los ejemplos abundan. Pueden ser desde unas «finas hierbas» que contengan «orégano, eneldo y tomillo» o una «salsa de fresa» que esté hecha de «puré de fresa, azúcar, agua, gelificante y colorante» hasta un «preparado de trufa» compuesto de «champiñón cultivado, aceite de girasol, trufa de verano, olivas negras, sal, ajo, perejil y aroma». No hay límite para el número de elementos que los componen.

Los ingredientes compuestos también se deben incluir y detallar en la lista de ingredientes. Esto significa que no basta con poner solo «finas hierbas» o «preparado de trufa», sino que hay que especificar qué contienen; permitirnos mirar dentro del táper. Su descripción sigue las mismas reglas generales: los elementos se enumeran de mayor a menor, y si hay alguno que se ha destacado como reclamo, se debe señalar su cantidad.

Ahora bien, la inclusión de los ingredientes compuestos añade cierta complejidad a las listas. Sobre todo, por el desglose: al haber más elementos, resulta más difícil leer y discernir qué es qué. Para evitar el batiburrillo, los fabricantes utilizan signos de puntuación, que nos ayudan a distinguir unas cosas de otras.

La puntuación

Usualmente, para delimitar dónde empieza y acaba un ingrediente compuesto —cuáles son las paredes del táper— se emplean paréntesis, aunque también hay fabricantes que lo hacen con dos puntos, punto y coma o corchetes. Veamos algunos ejemplos:

Bebida refrescante mixta de <u>zumo de frutas</u> y leche

Ingredientes: Agua, zumo de frutas a partir de concentrado (35 %) (naranja, uva, manzana, piña y limón), **leche** desnatada (10 %), estabilizante: E-466, acidulante: ácido cítrico, aroma, vitaminas A, C y E, edulcorante: sucralosa.

Elegimos este zumo de frutas con leche y, para empezar, vemos que el principal ingrediente es el agua. Después, sí, hay un 35 % de un zumo de frutas a partir de concentrado[84] y un 10 % de leche desnatada, seguidos por otros ingredientes que están en menor cantidad. El ingrediente compuesto en este producto es el zumo, que, como bien se detalla, contiene naranja, uva, manzana, piña y limón. Por el orden sabemos que hay más zumo de naranja que de piña, o que la fruta con menor presencia es el limón.

**Pizza con <u>verduras</u>, <u>jamón</u>, mozzarella
y queso de cabra**

Ingredientes: Harina de **trigo**, queso mozzarella (18 %), verduras (11 %) (calabacín, cebolla, pimiento rojo, aceitunas negras), tomate, agua, jamón curado (6 %) (carne de cerdo, sal, aromas naturales, especias, dextrosa, sacarosa, conservador (nitrito sódico), antioxidante (ascorbato sódico)), queso de cabra (5 %), aceite de girasol, sal, levadura, orégano.

La lista, como siempre, nos cuenta muchas cosas sobre el producto. Los ingredientes generales van de más a menos —empezando por la harina y acabando por el orégano— y todo lo que se destaca de esta pizza va acompañado de su cantidad: hay un 18 % de queso mozzarella, un 11 % de verduras, un 6 % de jamón y un 5 % de queso de cabra. Además, vemos que tanto las «verduras» como el «jamón curado» son ingredientes compuestos. Los paréntesis que se abren detrás de cada uno nos muestran de qué están hechos:

- «Verduras» tiene calabacín, cebolla, pimiento rojo y aceitunas negras.
- «Jamón curado» tiene carne de cerdo, sal, aromas naturales, especias, dextrosa, sacarosa, conservador (nitrito sódico) y antioxidante (ascorbato sódico).

Como vemos, los paréntesis no solo se usan para demarcar los ingredientes compuestos; también sirven para aclarar o concretar otra información, desde los porcentajes de algunos elementos hasta el tipo de conservador y de antioxidante empleados en el producto. Esto es habitual y provoca que, muchas veces, encontremos paréntesis dentro de paréntesis, como sucede aquí, que nos pueden confundir. Por ello, algunos fabricantes incluyen otros signos de puntuación para que resulte más sencillo diferenciar los elementos. La misma lista podría escribirse de esta forma:

Ingredientes: Harina de **trigo**, queso mozzarella (18 %), verduras (11 %) [calabacín, cebolla, pimiento rojo, aceitunas negras], tomate, agua, jamón curado (6 %) [carne de cerdo, sal, aromas naturales, especias, dextrosa, sacarosa, conservador (nitrito sódico), antioxidante (ascorbato sódico)], queso de cabra (5 %), aceite de girasol, sal, levadura, orégano.

Los dos ejemplos anteriores ilustran bastante bien el mecanismo. Sin embargo, el mecanismo se puede complicar —cómo no— porque en ocasiones ocurre que un ingrediente compuesto está hecho, a su vez, de otro ingrediente compuesto. En estos casos, las listas son como unas muñequitas rusas; se convierten en una especie de matrioska alimentaria. Para agrupar la información y presentarla de forma ordenada, se utilizan más signos de puntuación, como los dos puntos, el punto y coma, los corchetes o las llaves. Veamos un ejemplo:

Ensaladilla de <u>cangrejo</u>

Ingredientes: Sucedáneo de **cangrejo** (40 %) [agua, **surimi** (32,5 %) (carne de **pescado**, azúcar, estabilizantes (E-420, E451i, E450iii, E-452)), almidón, aceite de girasol, azúcar, sal, proteína de soja, clara de **huevo** en polvo, aromas (**crustáceos**), carne de **cangrejo** (0,1 %) (**crustáceos**) y colorantes (E-120, E-160c)], salsa [aceite de girasol, agua, azúcar, vinagre de vino blanco, yema de **huevo** pasteurizada, sal, tomate concentrado, antioxidantes (gluconodeltalactona, ácido cítrico y EDTA cálcico disódico), vino aromatizado, aroma de whisky, espesantes (goma xantana y goma guar) y conservadores (sorbato potásico y benzoato sódico)], piña (23 %) [piña, agua, azúcar, antioxidante (E-300), acidulante (E-330)] y **huevo cocido** (4 %) [**huevo**, agua, sal, acidulantes (E-330, E-260)]. Puede contener trazas de **gluten, mostaza, sulfitos, apio, moluscos, leche, sésamo.**

Primera impresión: ¡cuántas cosas! Esta es la típica lista de ingredientes[85] que, nada más verla, nos quita las ganas de ~~vivir~~ leer. Es un muro de palabras que nos echa para atrás, pero con todo lo que ya sabemos, estamos en condiciones de entenderlo. Podemos con él y su dureza. Además, hay un truco muy útil para enfrentarse a este tipo de murallas: mirar primero los signos de puntuación. Dado que estos signos son la estructura que sostiene a las listas largas y complejas, si los buscamos y localizamos, podremos entrever con mayor facilidad cómo está organizada la información. Algo así:

Ingredientes: **Sucedáneo de cangrejo** (40 %) [agua, surimi (32,5 %) (carne de pescado, azúcar, estabilizantes (E-420, E451i, E450iii, E-452)), almidón, aceite de girasol, azúcar, sal, proteína de soja, clara de huevo en polvo, aromas (**crustáceos**), carne de cangrejo (0,1 %) (**crustáceos**) y colorantes (E-120, E-160c)], **salsa** [aceite de girasol, agua, azúcar, vinagre de vino blanco, yema de huevo pasteurizada, sal, tomate concentrado, antioxidantes (gluconodeltalactona, ácido cítrico y EDTA cálcico disódico), vino aromatizado, aroma de whisky, espesantes (goma xantana y goma guar) y conservadores (sorbato potásico y benzoato sódico)], **piña** (23 %) [piña, agua, azúcar, antioxidante (E-300), acidulante (E-330)] y **huevo cocido** (4 %) [huevo, agua, sal, acidulantes (E-330, E-260)]. Puede contener trazas de gluten, mostaza, sulfitos, apio, moluscos, leche, sésamo.

Todo corchete o paréntesis que se abre se tiene que cerrar, así que hay que mirar siempre dónde empieza y acaba cada uno, y qué contiene. Aquí los corchetes nos ayudan a ver que esta ensaladilla está hecha solo con cuatro ingredientes: sucedáneo de cangrejo, salsa, piña y huevo cocido. Lo que ocurre es que los cuatro son compuestos (y todos tienen bastantes cosas).

A su vez, los paréntesis de esta lista se utilizan para concretar información de distinto tipo. Algunos muestran las cantidades de ciertos ingredientes, en porcentajes; otros detallan las sustancias que se emplean como estabilizantes, antioxidantes o conservadores, y hay unos que, además, nos cuentan que el primer ingrediente compuesto, el sucedáneo de cangrejo, contiene otro ingrediente compuesto: el surimi. La estructura de este producto es así:

ENSALADILLA

- **Sucedáneo de cangrejo** (40 %)
  - Agua
  - **Surimi** (32,5 %)
    - Carne de pescado
    - Azúcar
    - Estabilizantes (E-420, E451i, E450iii, E-452)
  - Almidón
  - Aceite de girasol
  - Azúcar
  - Sal
  - Proteína de soja
  - Clara de huevo en polvo
  - Aromas (crustáceos)
  - Carne de cangrejo (0,1 %) (crustáceos)
  - Colorantes (E-120, E-160c)

- **Salsa**
  - Aceite de girasol
  - Agua
  - Azúcar
  - Vinagre de vino blanco
  - Yema de huevo pasteurizada
  - Sal
  - Tomate concentrado
  - Antioxidantes (gluconodeltalactona, ácido cítrico y EDTA cálcico disódico)
  - Vino aromatizado
  - Aroma de whisky
  - Espesantes (goma xantana y goma guar)
  - Conservadores (sorbato potásico y benzoato sódico)

- **Piña** (23 %)
  - Piña
  - Agua
  - Azúcar
  - Antioxidante (E-300)
  - Acidulante (E-330)

- **Huevo cocido** (4 %)
  - Huevo
  - Agua
  - Sal
  - Acidulantes (E-330, E-260)

Este esquema, si bien ocupa más espacio, es más sencillo de entender. La información es exactamente la misma, pero el formato de árbol nos permite ver con mayor rapidez la estructura general del producto y encontrar las cosas.

Comprender las estructuras es esencial para comprender los alimentos. Cuando lo que tenemos delante son productos sencillos, como las patatas fritas o el fiambre de pavo que veíamos al principio, las estructuras se perciben de un vistazo. Pero cuando lo que tenemos delante es un producto más complejo, más procesado o con más cantidad de ingredientes, las estructuras se vuelven también más difíciles de apreciar.

En este sentido, la puntuación siempre es de gran ayuda, y por eso conviene entrenar el ojo para buscarla. Es verdad que no todos los fabricantes puntúan sus textos de la misma manera y, también, que hay listas de ingredientes mal escritas, mal puntuadas o que podrían redactarse mejor. Pero, incluso en estas situaciones, si nos acostumbramos a rastrear las estructuras del etiquetado, nos resultará más sencillo interpretar la información.

Las matemáticas

Los porcentajes son nuestros amigos; juguemos con ellos. Hagamos sumas, restas y reglas de tres. Algo de esto ya lo hemos visto con el fiambre de pavo y con la sopa deshidratada de ave: si conocemos los porcentajes de unos ingredientes, podemos estimar los de otros. La cuestión es que, cuando hay ingredientes compuestos, cualquiera de estos ejercicios se vuelve mucho más interesante. En algunos casos, los cálculos incluso pueden transformarse en auténticos pasatiempos porque, más allá de las cuentas, nos invitan a razonar y a hacer deducciones lógicas.

Veámoslo con distintos ejemplos, empezando por la ensaladilla de cangrejo que acabamos de desmenuzar y cuya estructura aún tenemos fresca. ¿Qué podemos averiguar a partir de los porcentajes que el fabricante nos da? En primer lugar, podemos calcular la cantidad de salsa porque sabemos que hay cuatro ingredientes principales y conocemos los porcentajes de tres.

$$
\begin{array}{r}
40\,\% \text{ de sucedáneo de cangrejo} \\
+ \quad 23\,\% \text{ de piña} \\
4\,\% \text{ de huevo cocido} \\
\hline
67\,\%
\end{array}
$$

Si tres de los cuatro ingredientes representan el 67 % del producto, la cantidad que falta hasta llegar al 100 % corresponde al cuarto ingrediente. Por tanto, la cantidad de salsa es un 33 %. Este dato, que en principio puede parecer poco relevante, nos ayuda a comprender mejor el alimento antes de responder correctamente a la siguiente pregunta: ¿cuánto surimi y cuánta carne de cangrejo tiene esta ensaladilla?

En la lista de ingredientes leemos que hay un 32,5 % de surimi y un 0,1 % de carne de cangrejo, pero el fabricante no aclara si esos porcentajes están expresados con relación a la totalidad del producto o si, en cambio, lo están en relación con el sucedáneo de cangrejo, es decir, el ingrediente compuesto del que forman parte. Y, claro..., nos interesa dilucidar este asunto porque no es lo mismo el 32,5 % de un todo —la ensaladilla—, que el 32,5 % de un 40 % de ese todo —el sucedáneo—.

¿Cómo podemos resolver el acertijo? Recordando algo que ya sabemos: los ingredientes se expresan en orden decreciente. Así, si la cantidad de surimi (32,5 %) estuviera expresada con relación a todo el alimento, debería ser el primer ingrediente del sucedáneo de cangrejo (40 %). No podría haber nada antes porque, en ese supuesto, lo que quedaría disponible para completar el sucedáneo es apenas un 7,5 %, lo que supone una cantidad inferior. Si este fuera el caso, el agua no podría preceder al surimi. Pero en la lista sí lo precede. En la lista, el agua es el componente principal del sucedáneo, de modo que la cantidad de surimi está expresada con relación al ingrediente compuesto.

Con este razonamiento lógico, podemos deducir que tanto el valor del surimi como el de la carne de cangrejo (0,1 %) no están expresados en relación con la ensaladilla, sino tomando como referencia al ingrediente del que forman parte. Esto significa que, en el global del producto, las cantidades de estos elementos son más pequeñas que las que leemos en la lista de ingredientes. ¿Cuánto es el 32,5 % y el 0,1 % del 40 %? Hagamos las cuentas.

$$\frac{40 \times 32,5}{100} = 13$$

$$\frac{40 \times 0,1}{100} = 0,04$$

La ensaladilla de cangrejo tiene un 13 % de surimi y un 0,04 % de cangrejo. Sí, has leído bien: 0,04 % de cangrejo. Probemos con otros productos.

Pasta fresca al <u>huevo</u> rellena
con <u>queso mascarpone</u> y <u>trufa</u>

Ingredientes: 52 % RELLENO: ricotta [suero de **leche, leche,** nata (**leche**), sal, correctores de acidez: ácido láctico, ácido cítrico], 15 % queso mascarp one (**leche**), queso edam (**leche**), suero de **leche** en polvo, patata deshidratada, cebolla cocida [cebolla, cebolla deshidratada, sal], queso fundido [queso (**leche**), almidón modificado de patata, agua, suero de **leche**, proteínas de la **leche,** sal, conservador (sorbato potásico), almidón de patata], margarina [grasa vegetal de coco, aceite vegetal de girasol, agua], 4,5 % preparado de trufa [champiñón cultivado *(Agaricus bisporus)*, aceite de girasol, trufa de verano 5 % *(Tuber aestivum)*, olivas negras, sal, ajo, perejil, aroma], sal, fibra de **trigo,** extracto de levadura. 48 % PASTA: harina de **trigo (gluten),** 30 % **huevo** pasteurizado, sémola de **trigo** duro **(gluten).** Puede contener **pescados** y **frutos de cáscara (nueces, anacardos).**[86]

Esta lista es muy interesante porque la estructura de su redacción nos avanza cómo es la estructura del producto: relleno por un lado y pasta (masa) por el otro. Miremos primero la masa, cuya composición es más breve. Según la lista de ingredientes, su estructura es esta:

PASTA (48 %)

- Harina de trigo (gluten)
- 30 % huevo pasteurizado
- Sémola de trigo duro (gluten)

Aquí no parece haber mucho misterio. Como el huevo es un ingrediente destacado por el fabricante, su porcentaje está detallado: hay un 30 %. Pero ¿un 30 % con respecto a qué? ¿Se refiere a la masa o al producto entero? Lo lógico sería pensar que el huevo es un 30 % de la masa, aunque aquí no tenemos ningún otro dato para asegurarnos. Miremos, pues, el relleno, que tiene más elementos y quizá nos pueda dar alguna pista. Los signos de puntuación nos dibujan este esquema:

RELLENO (52 %)

- Ricotta
  - Suero de leche
  - Leche
  - Nata (leche)
  - Sal
  - Correctores de acidez: ácido láctico, ácido cítrico
- 15 % Queso mascarpone (leche)
- Queso edam (leche)
- Suero de leche en polvo
- Patata deshidratada
- Cebolla cocida
  - Cebolla
  - Cebolla deshidratada
  - Sal
- Queso fundido
  - Queso (leche)
  - Almidón modificado de patata
  - Agua
  - Suero de leche
  - Proteínas de la leche
  - Sal
  - Conservador (sorbato potásico)
  - Almidón de patata

- Margarina
  - Grasa vegetal de coco
  - Aceite vegetal de girasol
  - Agua
- 4,5% Preparado de trufa
  - Champiñón cultivado (*Agaricus bisporus*)
  - Aceite de girasol
  - 5 % Trufa de verano (*Tuber aestivum*)
  - Olivas negras
  - Sal
  - Ajo
  - Aroma
- Sal
- Fibra de trigo
- Extracto de levadura

En el relleno hay varios ingredientes, y cinco de ellos son compuestos: la ricotta, la cebolla cocida, el queso fundido, la margarina y el preparado de trufa. Además, vemos los porcentajes del queso mascarpone (29 %), del preparado de trufa (4,5 %) y de la trufa de verano (5 %) contenida en ese preparado. Misma pregunta que antes: ¿estos porcentajes están expresados tomando como referencia la totalidad del producto o tomando como referencia el relleno?

La «trufa de verano» que forma parte del «preparado de trufa» nos da la pista que estábamos buscando. Su cantidad está expresada con relación al ingrediente compuesto. ¿Por qué lo sabemos? Porque si ese 5 % de «trufa de verano» estuviese expresado sobre el producto entero, el valor del «preparado de trufa» debería ser mayor del que es. De lo contrario, el tamaño de la trufa sería superior al tamaño del ingrediente que la contiene, y esto es físicamente imposible.

Resuelto esto, cabe pensar que todos los porcentajes de la lista siguen el mismo criterio. Entonces ¿cuánto huevo, queso mascarpone y trufa tiene esta pasta rellena? Hagamos las cuentas.

- El huevo es el 30 % de la masa (48 %):

$$\frac{48 \times 30}{100} = 14,4$$

Por tanto, el huevo es un 14,4 % del producto entero.

- El queso mascarpone es el 29 % del relleno (52 %):

$$\frac{52 \times 29}{100} = 15,08$$

Por tanto, este queso es un 15,08 % del producto entero.

La trufa… Atención aquí, que tenemos que hacer las cuentas en dos pasos. La trufa es el 5 % del «preparado de trufa», un ingrediente que, a su vez, es el 4,5 % del relleno. O sea que, para saber cuánta trufa hay en el producto entero, tenemos que saber cuánto es el 5 % del 4,5 % del 52 %.

- Primero calculamos el «preparado de trufa», que es el 4,5 % del relleno (52 %):

$$\frac{52 \times 4,5}{100} = 2,34$$

El preparado de trufa es el 2,34 % del producto entero.

- Una vez que sabemos esto, calculamos a cuánto equivale ese 5 % de trufa:

$$\frac{2{,}34 \times 5}{100} = 0{,}12$$

La trufa es el 0,12 % del producto entero.

El ángulo ciego

Calcular los porcentajes en una lista de ingredientes puede ser una actividad entretenida para ejercitar las matemáticas o distraerse un rato en la sala de espera del dentista, pero es poco probable que lo hagamos cuando estamos de compras en el súper. Las superficies comerciales no solo son un contexto desfavorable para hacer esto, sino que, además, ponerse a calcular porcentajes puede ser un esfuerzo completamente estéril, aunque tengamos la determinación heroica de hacerlo.

¿Por qué?

El esfuerzo puede ser infructuoso porque en la cuantificación de los ingredientes compuestos hay un ángulo ciego. Me explico: algunos fabricantes detallan los porcentajes tomando como referencia la totalidad del producto mientras que otros, como hemos visto en los ejemplos anteriores, detallan los porcentajes tomando como referencia el ingrediente compuesto. Es decir, no hay un único criterio.

Al mismo tiempo, no siempre existen pistas que nos permitan deducir si estamos ante un caso u otro, como hemos hecho aquí. Si en la lista de la pasta rellena, la cantidad de trufa hubiese sido 3 % en lugar de 5 %, no habríamos tenido cómo deducir que los porcentajes están expresados con relación a las partes del producto. Nos habríamos quedado sin saber que, con cada bocado, lo que en realidad estamos consumiendo es un 0,12 % de trufa, un 15 % de mascarpone y un 14,4 % de huevo.

Para evitar ambigüedades, algunos fabricantes detallan la referencia de manera explícita. Por ejemplo:

Cruasanes rellenos de cacao

Ingredientes: Harina de trigo 30 %, crema al cacao 28,8 % [azúcar, grasa de palma, suero lácteo en polvo, cacao magro en polvo 7,8 % (% expresado sobre la crema al cacao), pasta de avellanas, emulgente: lecitina de soja, aroma], grasa y aceites vegetales (palma, girasol, soja), agua, azúcar, dextrosa, suero lácteo en polvo, levadura, huevo, sal, emulgentes: monoglicéridos y diglicéridos de ácidos grasos y ésteres monoacetil y diacetil tartáricos de monoglicéridos y diglicéridos de ácidos grasos, proteínas de la leche, conservadores: propionato cálcico y sorbato potásico, aromas, gluten de trigo, estabilizante: goma guar, acidulante: ácido cítrico, agente de tratamiento de la harina: ácido ascórbico, colorante: carotenos. Puede contener trazas de granos de sésamo.

En este caso, leemos que ese 7,8 % de cacao magro en polvo está «expresado sobre la crema al cacao». También vemos que la cantidad de esta esta crema es un 28,8 % del producto. ¿Hacemos la cuenta para ver cuánto cacao tienen estos cruasanes?

$$\frac{7,8 \times 28,8}{100} = 2,25$$

Los cruasanes contienen un 2,25 % de cacao, una cantidad sensiblemente inferior a las que percibimos en la lista de ingredientes en un primer vistazo. Por esto es importante conocer cuál es la referencia de los porcentajes detallados: no es lo mismo observar una parte de un todo que un trocito de una parte de ese todo.

Por desgracia, no siempre tenemos cómo acceder a esta información: hay casos en los que esto no se especifica y en los que tampoco contamos con elementos que nos puedan servir como guía. Un ejemplo:

Fabes con almejas. Plato cocinado

Ingredientes: alubias cocidas (47,6 %) (agua, alubias 19,2 %), agua, almejas (4 unidades), cebolla, aceite de oliva (2,9 %), vino blanco, sal, ajo, perejil, pimienta blanca, laurel, aroma natural de azafrán. Sin gluten.

Aquí «alubias cocidas» es un ingrediente compuesto. Está formado por «agua» y por «alubias», cuya cantidad es un 19,2 %, pero no sabemos con respecto a qué. ¿Es un 19,2 % del total del producto o un 19,2 % del 47,6 %?

El hecho de que nos podamos encontrar con ambas posibilidades en el supermercado dificulta tanto la interpretación correcta del etiquetado como ponerse a hacer cuentas de pie en un pasillo.[87] Más allá de cuál sea la manera más práctica o rigurosa de brindar esta información, lo idóneo sería optar por una, establecerla como norma general para todos los fabricantes y dejárselo claro al cliente para que pueda valorar adecuadamente el producto antes de comprarlo. En otras palabras: aquí hay un margen de mejora.

A VECES LOS INGREDIENTES ESTÁN DISFRAZADOS

Hay algunos envases alimentarios en los que, como decía un tango muy viejo, «todo el año es carnaval». En estos envases, los atuendos fantasiosos e ilusorios pueden escapar de su escenario favorito —la parte frontal— para colarse en las listas de ingredientes. Mejor dicho, en estos envases hay ingredientes que toman prestados los disfraces para celebrar su propio baile de máscaras.

Pensemos en esto un momento. ¿Quiénes querrían evitar a toda costa que la gente los reconozca? Aquellos que, cuando muestran su verdadera cara, infunden rechazo o temor. ¿Y quiénes podrían jugar sin consecuencias a mostrarse como algo diferente a lo que son? Aquellos que encuentran las vías legales para hacerlo. Así, aunque a muchos ingredientes despreciados por el público les gustaría formar parte de esta fiesta, solo pueden acceder algunos. ¿Quiénes? Los aditivos alimentarios, el azúcar, alguna grasa y la sal. ¿Y cómo lo hacen? Usando tecnicismos y sinónimos.

Antes de conocer cuáles son esos tecnicismos y sinónimos, recordemos una de las armas de seducción que veíamos en el capítulo anterior: la de sacarle brillo a la ausencia. Como es lógico, para poder destacar que algo falta, primero es necesario quitarlo. Pero esto no siempre es sencillo. Eliminar un ingrediente —por ejemplo, el azúcar o los conservantes— implica alterar la composición del producto, hacer pruebas, modificar la fórmula y, en el caso de los conservantes, sacrificar el tiempo de vida útil o invertir en nuevos envases y técnicas de conservación. Es decir, para sacar algo o sustituirlo con éxito por otra cosa se requiere investigación, experimentación e innovación tecnológica. Y nada de esto es barato.

Muchas empresas de alimentación y bebidas dedican importantes recursos a la innovación y el desarrollo. Sirva como muestra este dato: las sesenta compañías alimentarias que más invierten en todo el mundo en I+D destinan, en conjunto, 9.100 millones de euros anuales; de ellas, once están en la Unión Europea y lideran el volumen global de inversiones, con 1.900 millones de euros al año.[88] Para situarnos y saber de qué hablamos: hay un buen puñado de países cuyo PIB está por debajo de esta cifra de inversiones europeas.[89]

Los esfuerzos económicos son notables. Y, además, están claramente orientados. En la actualidad, la innovación se concentra en cinco grandes ejes que se corresponden con nuestras expectativas como consumidores: el placer, la salud, el bienestar físico, la comodidad y la ética. Los intentos por conseguir productos más «naturales» se ubican en el eje de la salud y ocupan el tercer puesto de las inversiones.[90] Es aquí donde se enmarca ese afán por quitar elementos como los aditivos alimentarios, que generan rechazo o recelo en una parte de la población. El objetivo es eliminar lo que disgusta y, sobre todo, contarlo. Ya no solo en el frontal, a modo de reclamo, sino también en la lista de ingredientes, borrándolo.

Un buen medidor de la importancia que tiene esta erradicación es el movimiento *clean label* o «etiqueta limpia», una tendencia que se ha ido consolidando en los últimos años y cuyo objetivo principal es que el etiquetado alimentario use palabras conocidas, resulte comprensible y sea más breve y más claro. Los estudios de mercado más recientes muestran que los consumidores apreciamos la claridad y estaríamos dispuestos a pagar por ella eligiendo productos que comprendamos, aunque sean más caros. En otras palabras, la carrera industrial por conseguir unas listas de ingredientes más sencillas y con menos elementos tiene su razón de ser: puede reportar unos beneficios multimillonarios.

De esto también hay datos. Nuestro aprecio por los listados diáfanos se refleja en el creciente valor de mercado de los productos que los lucen. En 2021, los alimentos y bebidas con *clean label* alcanzaron un valor conjunto de 21.230 millones de dólares en todo el mundo, y la previsión para 2026 es que este valor supere los 32.000 millones de dólares (unos 28.750 millones de euros).[91]

La recompensa por esta inversión colosal son unas ganancias formidables. Ahora bien, no todas las empresas tienen el músculo económico suficiente para invertir grandes cantidades de dinero en reformular sus productos o mejorar las técnicas de conservación. En España, por ejemplo, la inversión del sector en I+D está por debajo de la media europea, probablemente porque la mayoría de las empresas de alimentación y bebidas de nuestro país son pequeñas: ocho de cada diez cuentan con menos de diez empleados.[92] ¿Cómo pueden competir en el terreno de las *clean label*? ¿Qué pueden hacer para aligerar las listas de ingredientes si no tienen los recursos para modificar sus productos? La solución más asequible es explotar la riqueza del lenguaje. Como veremos a continuación, allí donde no llega el empuje tecnológico siempre es bienvenido el posibilismo de la semántica.

Aditivos alimentarios

Los aditivos alimentarios son sustancias misioneras: se añaden a los productos con una finalidad. Sus objetivos pueden ser, por ejemplo, aumentar la vida útil del alimento, mejorar su textura, modificar su sabor o darle un color diferente. Es decir, se trata de sustancias que en general no se consumen como alimentos en sí mismas, sino que se agregan intencionalmente a los alimentos con un propósito tecnológico.

El polvo de hornear que le añades a un bizcocho para que aumente su volumen o el colorante que le pones al arroz para que adquiera un tono amarillo son dos ejemplos domésticos de aditivos alimentarios: ni el polvo ni el colorante son indispensables, ni tampoco te los comerías a cucharadas, pero cuando los agregas y pasan a formar parte del alimento, mejoran en algún aspecto los resultados. Y así los define la legislación[93] (pero con otras palabras, claro).

La ley no solo explica qué son los aditivos y para qué se usan. También los recoge en una lista detallada que se actualiza periódicamente. Desde que se publicó por primera vez, en 2008, el reglamento que reúne a todos los aditivos permitidos en Europa se ha actualizado más de un centenar de veces.[94] Estos cambios pueden deberse a incorporaciones de nuevas sustancias o a modificaciones de las que hay, ya sea ajustando los niveles permitidos o prohibiendo directamente su uso. Las decisiones legislativas en este aspecto están ligadas en gran medida a las evaluaciones de la Autoridad Europea de Seguridad Alimentaria (EFSA) y, por tanto, a la evidencia científica.

Sea como sea, lo que aquí nos interesa es que esa lista recoge todos los aditivos que se pueden usar, sus nombres y sus códigos. Estos códigos son los famosos «números E» —esos que despiertan tantas suspicacias—, que vemos en algunas listas de ingredientes acompañados por la función que desempeñan. En la ensaladilla de cangrejo que analizábamos en las páginas anteriores había unos cuantos: estabilizantes (E-420, E-451i, E-450iii, E-452), colorantes (E-120, E-160c), antioxidante (E-300), acidulantes (E-330, E-260)... ¿Qué son? Cada código corresponde a una sustancia concreta. Por ejemplo, el E-330 y el E-260 son ácido cítrico y ácido acético, dos elementos que en casa puedes encontrar en el limón y en el vinagre. O el E-300, que allí se utiliza como antioxidante, es ácido ascórbico, más conocido como vitamina C.

Como ya estarás intuyendo, hay sustancias cuyos nombres completos son más amigables que los códigos que las representan. «Caramelo natural» suena mejor que E-150a, «lecitinas» suena mejor que E-322, y «cera de abejas» suena mejor que E-901, qué duda cabe. En paralelo, hay códigos que suavizan nombres larguísimos y casi impronunciables, como neohesperidina dihidrocalcona, hidroxipropilmetilcelulosa o butilhidroxitolueno. En estos casos, tiene sentido usar E-959, E-464 o E-321, que al menos pueden leerse, reducen la longitud de la lista y no suenan a cosas raras.

La información sobre los aditivos debe estar disponible, pero la decisión de llamarlos por su nombre o hacerlo con el código está en manos de los fabricantes. Así, cuando vamos a hacer la compra, podemos encontrar listas con códigos, listas con nombres y listas que combinan los dos. En los siguientes ejemplos vemos cómo están escritas las de algunos productos y cómo se podrían escribir. Los aditivos están destacados a ambos lados de la tabla para que sea más fácil encontrarlos y apreciar las diferencias.

Helado de leche con cacao

Lista original	Lista equivalente
Ingredientes: agua, leche desnatada en polvo, dátil, cacao (6 %), emulsionante **(lecitina de girasol)**, estabilizantes **(goma garrofín, goma guar)**.	Ingredientes: agua, leche desnatada en polvo, dátil, cacao (6 %), emulsionante **E-322 (girasol)**, estabilizantes **(E-410, E-412)**.

Fiambre de pavo y pollo

Lista original	Lista equivalente
Ingredientes: carne separada mecánicamente de pavo (42 %) y carne separada mecánicamente de pollo (10 %), agua, almidón, sal, dextrosa, azúcar, estabilizantes **(E-451, E-407, E-412)**, especias, antioxidantes **(E-316)**, aromas, conservador **(E-250)** y colorante **(E-120)**.	Ingredientes: carne separada mecánicamente de pavo (42 %) y carne separada mecánicamente de pollo (10 %), agua, almidón, sal, dextrosa, azúcar, estabilizantes **(trifosfatos, carragenanos, goma guar)**, especias, antioxidantes **(eritorbato sódico)**, aromas, conservador **(nitrito sódico)** y colorante **(ácido carmínico)**.

El contenido es exactamente el mismo en ambas columnas, pero el modo en que se presenta influye en nuestra percepción del producto. Aquí no ha cambiado la composición, solo han cambiado las palabras. Por tanto, el hecho de que una lista de ingredientes sea más sencilla, comprensible o corta que otra no tiene por qué significar que el producto sea mejor, más natural o esté menos procesado. Este punto tiene especial importancia porque refleja que las listas de ingredientes, que son un elemento informativo, pueden desempeñar al mismo tiempo una suerte de papel publicitario.

Azúcares

Todas las personas consumimos azúcar. La diferencia es que no todas consumimos el mismo tipo de azúcar ni con la misma frecuencia ni en la misma cantidad. Antes de explicar qué sucede en los envases con las palabras, es preciso tener clara esta idea.

En nuestra dieta hay tres grandes categorías de azúcares:

1. **Los que están presentes de forma natural en algunos alimentos (o «intrínsecos»).**
   Por ejemplo, el azúcar propio de la leche, o el que contienen las frutas y las verduras. La lactosa y la fructosa —así se llaman— forman parte de estos alimentos junto con el resto de los nutrientes que los componen.

2. **Los añadidos (o «extrínsecos»).**
   Son los que se agregan a los alimentos y bebidas durante su preparación o procesamiento. En casa, pueden ser los que usamos al preparar un bizcocho o una taza de té, por ejemplo. En la industria, son los que se añaden a las galletas, los refrescos y muchos otros productos procesados que ahora comentaremos.

3. **Los libres.**

- Son los que se han extraído del alimento donde se encontraban.

  — Los más conocidos del ámbito industrial son los que se obtienen de la caña de azúcar y de la remolacha azucarera, pero hay muchos más.

  — En el ámbito doméstico, un buen ejemplo es el zumo de naranja o el puré de manzana: al exprimir o triturar esas frutas, los azúcares que estaban «atrapados» en su matriz se liberan y, como resultado, se comportan de un modo distinto en nuestro organismo.[95] En palabras del divulgador Antonio Rodríguez Estrada, creador de *sinazucar.org*, podríamos decir que exprimir una naranja es como romper los barrotes de una jaula: el animalillo que había dentro se escapa, hace cosas diferentes a las habituales —quizá un poco ingobernables— y genera cierto revuelo por toda la casa.

- También son los añadidos porque para agregar azúcar a un producto cualquiera, antes hay que liberarlo; sacarlo de la jaula donde estaba. Por ejemplo, se libera el azúcar de la remolacha y se agrega a unas galletas; o se libera el azúcar de unos dátiles, triturándolos, y se agrega a una crema de cacao; o se libera el azúcar de unos cereales, hidrolizándolos,[96] y se usa en una papilla infantil.

- Además, la OMS considera azúcares libres a aquellos que están presentes de forma natural en la miel, el jarabe y los siropes.

Los azúcares que suponen un problema para la salud son los libres —que incluyen los añadidos, la miel, los jarabes y siropes—. Así, cuando leemos noticias sobre el exceso de azúcar en nuestra dieta, cuando escuchamos advertencias sobre sus efectos nocivos o cuando consultamos las recomendaciones de las instituciones de referencia, tenemos que pensar en zumos, papillas, postres, golosinas, salsas y otros productos procesados que tienen azúcares añadidos o cuyos azúcares intrínsecos han sido liberados a través de algún tipo de procedimiento. En ningún caso estamos hablando de piezas de frutas enteras, de porciones de verduras, ni de leche o yogures naturales sin azucarar.

El concepto de azúcares libres hay que grabárselo a fuego. O a hielo, mejor. ¿Has visto *Frozen*, la película infantil? Piensa que, cada vez que exprimes una naranja, le echas miel a la taza de té o la industria extrae el jarabe de los granos de maíz para endulzar una magdalena, la protagonista de *Frozen*, en la versión de Latinoamérica, canta «Libre soy»:[97]

> *Libre soy, libre soy.*
> *No puedo ocultarlo más.*
> *Libre soy, libre soy.*
> *Libertad sin vuelta atrás...*

Ahora piensa cuántas veces al día soportarías escuchar esta canción sin que te dé algo. Un zumito («Libre soy, libre soy...»), un bizcocho («Libre soy, libre soy...»), un helado («Libre soy, libre soy...»), una galleta («Libre soy, libre soy...»), una manzana... (ah, por fin silencio).

El problema con los azúcares libres, igual que con las canciones empalagosas, no es el consumo esporádico. El problema es la suma y la repetición. El hábito. Por eso, la OMS recomienda una ingesta reducida de azúcares libres a lo largo de toda la vida: aconseja que su consumo no supere el 10 % de la ingesta calórica total —unos 50 gramos—, y señala que se podrían obtener beneficios adicionales reduciendo este consumo a menos del 5 % de la ingesta calórica total. Esto equivale a unos 25 gramos de azúcares libres al día en el caso de los adultos, y a 13-23 gramos diarios en el caso de los niños y adolescentes. También la Autoridad Europea de Seguridad Alimentaria (EFSA) afirma que la ingesta de azúcares añadidos y libres debería ser lo más baja posible.[98]

El mensaje de «cuanto menos, mejor» es claro. Pero la realidad es que estamos lejos de lograr ese objetivo: según el estudio ENRICA, la ingesta de azúcares en personas adultas en España ronda los 94 gramos al día —unos 35 kilos anuales—.[99] Más allá de las cifras concretas y de las diferentes metodologías empleadas, todas las investigaciones disponibles señalan que nuestro consumo de azúcar supera las recomendaciones de las autoridades sanitarias, sobre todo en el caso de los niños.[100] Y, ojo, no es que no sepamos —o intuyamos, al menos— que es malo. En los últimos años se ha ido consolidando una noción general de que debemos limitarlo. Tampoco es que nos dé igual qué comen nuestros hijos o qué comemos nosotros mismos. ¿Cómo es posible que todavía consumamos tanto?

Además de la publicidad constante, la disponibilidad exagerada de productos azucarados, de su precio —que suele ser barato— y del hecho de que están diseñados para gustarnos, parte de la respuesta está en los envases alimentarios. Está en los mensajes que destacan «0 % azúcares añadidos» en productos que tienen un 5 % o un 10 % de azúcares libres —como las mermeladas *diet* o los zumos—; está en los productos donde no esperamos encontrar azúcar porque son salados —como el pan de molde, la salsa de soja, el fiambre o la pizza—; está en las listas de ingredientes que no leemos y en las que sí leemos, pero tienen los azúcares camuflados.

Esto del camuflaje es crucial: no importa cuánto te esfuerces en buscar algo, si no sabes en qué sitios puede esconderse ni qué aspectos puede adoptar te resultará muy difícil encontrarlo. Lo que sigue a continuación son distintos nombres del azúcar. Algunos son evidentes; otros, más o menos intuitivos; y otros son desconocidos para una parte de la población. Vamos allá:

- Azúcar (semiblanco, blanco, blanco refinado, extrablanco, moreno, de caña, de caña integral, de coco, invertido, líquido, líquido invertido, de repostería, glacé…)
- Almíbar
- Caramelo
- Panela
- Sirope (de agave, de caña, de arce, de algarroba, de malta, de dátil…)
- Dextrina
- Dextrosa
- Fructosa
- Lactosa
- Trehalosa
- Almidón modificado (de maíz, de patata…)
- Concentrado (de manzana, de uva, de naranja o cualquier otra fruta)
- Puré (de manzana, de uva, de naranja o cualquier otra fruta)
- Jarabe (de azúcar, de azúcar invertido, de glucosa, de glucosa deshidratada, de glucosa y fructosa, de maíz, de arce, de malta, de maple, de arroz…)
- Néctar
- Miel
- Melaza
- Cereales o harinas hidrolizados (de maíz, trigo, arroz, avena…)
- Maltodextrina
- Maltosa
- Glucosa
- Sacarosa
- Jugo de caña
- Zumo (de manzana, de uva, de naranja o cualquier otra fruta)
- Extracto (de manzana, de uva, de naranja o cualquier otra fruta)

Conocer los sinónimos del azúcar es fundamental para encontrarlo, incluso en alimentos y bebidas donde ni siquiera imaginabas que pudiera llegar a estar. Puedes comprobarlo releyendo las listas de ingredientes de las páginas anteriores o en tu próxima visita al supermercado. Verás que hay dextrosa de maíz en el fiambre de pavo, almidón modificado en la salsa de aguacate, sacarosa y dextrosa en la pizza, o azúcar en la ensaladilla de cangrejo.

Por supuesto, hay nombres más amigables que otros, como sucedía con los aditivos alimentarios. Leer «azúcar de caña integral», «miel», «panela», «zumo de manzana», «pasta de dátil» o «néctar de melocotón» suena mucho más natural y saludable que leer «azúcar» sin apellidos. Y leer «maltodextrina», «almidón modificado» o «dextrosa» suena a cualquier cosa menos a azúcar. Así, además de que se elijan unos u otros por sus características y por las funciones tecnológicas que puedan desempeñar, tiene sentido que en un producto salado veamos más este tipo de expresiones, y que en un producto de bollería leamos palabras dulces que gozan de mejor reputación.

Hoy, la mayor parte del azúcar libre que consumimos procede de los zumos, los refrescos, los preparados lácteos y los alimentos procesados, incluidos los que no son dulces. Los azúcares libres se presentan con formas y nombres distintos pero, más allá de esos nombres, de nuestra percepción o nuestro imaginario, lo cierto es que sus efectos metabólicos son prácticamente los mismos y que, en exceso, perjudican nuestra salud.

El esfuerzo semántico por disimular ciertos ingredientes puede cambiar la percepción sobre un producto, pero no cambia la realidad. Por el contrario, contribuye a cimentarla.

Grasas

Cuando un producto contiene grasas o aceites, el fabricante está obligado a detallarlos. Detallar implica que no basta con indicar que el producto lleva ese macronutriente, sino que en la lista de ingredientes se debe especificar qué tipo de grasas o aceites son.

Como veremos más adelante, esto no siempre fue así. Hasta hace algunos años, bastaba con poner «grasa de origen animal», «grasa de origen vegetal» o «aceites vegetales». Y con eso era suficiente.

Los datos precisos comenzaron a ofrecerse de manera obligatoria en España en diciembre de 2014, cuando entró en vigor el reglamento europeo que regula la información alimentaria que se proporciona al consumidor. Desde entonces leemos cosas mucho más concretas sobre las grasas en las listas de ingredientes, como «manteca de cerdo», «aceite de girasol», «grasa vegetal de coco», «manteca de cacao», «grasa de palma totalmente hidrogenada», «mantequilla», «aceite de nabina» o «aceite de karité».

Este cambio fue un punto de inflexión tanto para la sociedad como para la industria alimentaria. La información abrió una puerta que, hasta entonces, había estado cerrada para el grueso de la ciudadanía y, con ello, dio paso a un vendaval de preguntas y dudas. Conocer de pronto qué tipo de grasas contenían unos productos tan cotidianos como las magdalenas, la crema de avellanas o las galletas nos llevó a interesarnos por unos ingredientes con los que no estábamos familiarizados y unas palabras que no habíamos visto con frecuencia en los envases.

En ese tiempo se empezó a hablar más sobre la hidrogenación de las grasas, un proceso que consiste en añadir hidrógeno a los aceites vegetales para modificar su consistencia. La hidrogenación permite que los aceites líquidos se mantengan sólidos o semisólidos a temperatura ambiente y también retrasa su deterioro. Esto favorece que se puedan usar en multitud de productos procesados en sustitución de las grasas de origen animal, que tienen peor fama por ser saturadas y que en algunos casos, además, son más caras.

El problema, como muchos aprendimos en ese momento, es que los aceites vegetales parcialmente hidrogenados contienen ácidos grasos trans (AGT), una sustancia con efectos muy perjudiciales en nuestro organismo, sobre todo en el sistema cardiovascular. Para hacernos una idea de su impacto, la Organización Panamericana de la Salud (OPS) señala que el elevado consumo de estas grasas «aumenta considerablemente el riesgo de muerte por cualquier causa en un 34 %; por cardiopatías coronarias en un 28 %, y el riesgo de aparición de cardiopatías coronarias en un 21 %».[101]

El descubrimiento popular de las grasas trans, como es lógico, provocó inquietud y aversión. Los medios comenzaron a hacerse eco de las investigaciones científicas y a difundir noticias alertando de sus riesgos, los consumidores comenzaron a rechazar los productos que contenían este tipo de grasas, y la combinación de estos factores acabó teniendo un reflejo legal: siete años después, la legislación prohibió la presencia de grasas trans en más de un 2 % de las grasas totales de los productos.[102]

Aun así, el gran protagonista de aquel momento fue el aceite de palma. El cambio legislativo de 2014 había desnudado la expresión genérica de «aceite vegetal» para enseñar la realidad en términos más exactos. Y la exactitud resultó ser de una crudeza desconcertante.

Gracias al cambio, empezamos a ver que este aceite tan poco habitual en nuestra cultura gastronómica estaba presente en muchos productos cotidianos, y a comprender que lo estábamos consumiendo con mayor frecuencia y en mayor cantidad de la que imaginábamos. Estaba por todas partes, desde las galletas, las salsas y las pizzas hasta la margarina, los *snacks* o los helados.

La realidad doméstica chocaba con la industrial. Según el Ministerio de Agricultura, Alimentación y Medio Ambiente, en 2014 los aceites más utilizados en los hogares fueron el de oliva y el de girasol. Supusieron, respectivamente, el 69,5 % y el 24 % de los 13,26 litros de aceite por persona que se consumieron en el ámbito doméstico ese año. Juntos sumaban el 93,5 % de los 616 millones de litros del aceite usado para cocinar o aliñar los alimentos, seguidos muy de lejos por los aceites de semillas.[103]

Sin embargo, mientras el de oliva y el de girasol eran nuestros aceites cotidianos, en las cocinas industriales españolas y europeas tenían cabida otras grasas. Solo en España, en 2014 se importaron unos 123 millones de litros de aceite de palma para usar en la industria alimentaria;[104] a razón de 2,6 litros por habitante, si tenemos en cuenta las cifras de población de ese momento.[105] Un dato nada extraño si consideramos que el aceite de palma era —y es— el más comercializado y consumido en el mundo, pero sorprendente para la población de un país donde el aceite de oliva es uno de sus productos bandera.

Desconocido primero y rechazado después, este ingrediente se convirtió muy pronto en una suerte de enemigo público, tanto por sus características nutricionales —más parecidas a las grasas de origen animal— como por el impacto medioambiental que suponía entonces su producción y comercio en distintas partes del mundo. En lo que respecta al ámbito alimentario, pocas cosas ocuparon tantos titulares, artículos, estudios, entradas en blogs especializados y búsquedas en internet como este aceite en esos años. De hecho, el interés creciente por él, que alcanzó su punto máximo en abril de 2017, dejó una huella nítida en las búsquedas en Google.

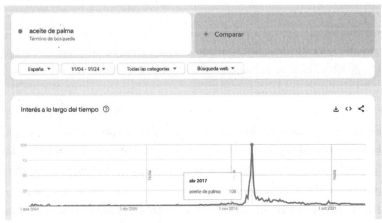

Interés por el aceite de palma. Gráfico de Google Trends.

Además de Google, hay otro lugar donde el rechazo al aceite de palma dejó una huella que se puede ver hasta hoy: las estanterías de los supermercados. Ante el repudio palpable por parte de los consumidores, muchos fabricantes consiguieron reformular sus productos con una rapidez asombrosa para prescindir de este aceite y sustituirlo por otros mejor valorados. Los mensajes que ahora vemos destacados en la parte frontal de los envases, esos que dicen «sin aceite de palma» con letras bien grandes, tienen su origen en esa coyuntura.

Este episodio nos ofrece un valioso aprendizaje: el rechazo es una palanca tan poderosa como el deseo y, cuando es sostenido y generalizado, puede generar cambios profundos en el mundo que nos rodea, incluidos el comercio internacional, la legislación y la producción de alimentos procesados. Quizá el aspecto más relevante de esta historia, aparte de refrendar la importancia de disponer de información completa y clara, es que tenemos un enorme poder como consumidores para modificar el tipo de productos que forman parte de nuestro paisaje alimentario.

Muchas veces, la relación entre la oferta y la demanda se equilibra con los delicados pesos de las filias y las fobias: lo que nos gusta se multiplica y pregona; lo que no, se oculta o desaparece. Quedémonos con esta idea para volver a mirar cómo se muestran las grasas en los envases. A día de hoy, gracias a la aprobación del reglamento que impulsó la transparencia en las listas de ingredientes, todas las grasas están desnudas.

Todas, excepto una.

Hay un tipo de aceite muy conocido en España que, a pesar de ser saludable y de producirse aquí, no se presenta con su nombre más popular sino con uno distinto: es el aceite de nabina o, lo que es lo mismo, el aceite de colza. ¿Por qué en las listas de ingredientes leemos «aceite de nabina» en lugar de «aceite de colza»? La explicación hay que buscarla en 1981, en la peor crisis de seguridad alimentaria que sufrió este país.

Estalló en primavera. Durante los meses anteriores se había vendido, para consumo humano, un aceite de colza desnaturalizado con anilina. En un principio, la partida de aceite estaba destinada a un uso industrial; por eso contenía esa sustancia, que es tóxica. Sin embargo, algunos *empresarios* intentaron quitársela refinando el aceite para poder venderlo como alimento. No funcionó: parte de la anilina persistió en el producto, junto a otros residuos derivados del proceso. La adulteración intencionada del producto y la venta al público para su consumo provocó una intoxicación masiva en la población que causó la muerte de unas cinco mil personas y afectó a más de veinte mil.

El fraude con el producto adulterado originó una terrible enfermedad llamada síndrome del aceite tóxico. Sin embargo, popularmente se la conoció —y aún conoce— como «la enfermedad de la colza», una expresión que ligó para siempre al alimento con el nefasto episodio que provocó aquella tragedia. Así, para quienes tienen más de cuarenta años —en España, más de veintisiete millones de personas—, la palabra «colza» equivale a un viaje en el tiempo que nos lleva directos al desastre, aunque el aceite en sí mismo sea seguro. De hecho, el aceite de colza es uno de los más consumidos en el norte de Europa, tiene buenas propiedades nutricionales[106] y se usa a menudo en la industria alimentaria.

Eso sí, en la lista de ingredientes lo verás como aceite de nabina, no de colza. Como avanzaba en el capítulo anterior, la estrategia de las ausencias pasa por quitar del producto lo que incomoda y, si esto no sucede, quitarlo del envase como sea.

Sal

«Hay que reducir el consumo de sal». «El exceso de sodio es perjudicial para la salud». «La sal está desaconsejada para las personas con hipertensión». «Una dieta rica en sodio puede generar problemas cardiovasculares». ¿Te suenan estas advertencias? Son todas ciertas: el consumo elevado de sal contribuye a la hipertensión arterial y aumenta el riesgo de cardiopatía y accidente cerebrovascular.

La OMS recomienda tomar menos de 5 gramos de sal por día. Los mensajes para recordarlo son persistentes porque la mayoría de las personas duplicamos la ingesta máxima recomendada —en España, el consumo promedio es de 9,8 gramos diarios— y porque la reducción de estos valores se considera una de las medidas más eficaces y baratas que los países pueden adoptar para mejorar la situación sanitaria de la población. Esta mejora potencial no es menor: la OMS estima que se podrían evitar 2,5 millones de muertes en el mundo cada año si el consumo de sal se redujera al nivel recomendado.[107]

En la actualidad, casi todos tenemos claro que hay que vigilar esta ingesta. El problema es que la mayor parte de la sal que ingerimos no procede de nuestros saleros. Según recoge el estudio ANIBES, coordinado por la Fundación Española de Nutrición, entre el 70 % y el 75 % de la sal que consumimos procede de los alimentos procesados y, de ellos, los que más nos aportan son estos:[108]

- Carnes, embutidos y otros derivados cárnicos (27 %)
- Cereales y derivados, como el pan, la bollería, la pastelería, los cereales de desayuno y las barritas (26 %)
- Leche y productos lácteos, como los quesos (14 %)
- Platos preparados y precocinados (13 %)
- Pescados y mariscos, sobre todo en conserva (6 %)
- Aperitivos y *snacks* (4 %)
- Salsas y condimentos (3 %)

La sal está presente en muchos productos porque actúa como potenciador del sabor y ayuda a que sean más palatables y sabrosos, pero también porque contribuye a la conservación y seguridad de los alimentos. En este aspecto, es similar al azúcar: podemos encontrarla en productos y bebidas en los que no cabría esperar su presencia. Por eso es tan importante prestar atención a la información que brindan las listas de ingredientes.

Ahora bien —y aquí está el truco—, decir «sodio» no equivale a decir «sal». A veces, en las charlas cotidianas o en las frases de advertencia como las que veíamos antes, estas palabras se usan indistintamente y puede parecer que son sinónimos, pero no lo son. Esto es algo que debemos tener en cuenta al leer la información de los envases porque, según cómo se presenten los datos, puede parecer que el producto contiene menos sal de la que en realidad lleva.

Unos apuntes de química exprés: la sal que usamos en casa para realzar el sabor de la comida, o la que usa la industria alimentaria para sazonar y conservar sus productos, es un compuesto que se llama cloruro de sodio. Este compuesto, cuya fórmula es $NaCl$, está formado por dos elementos: el sodio (Na) y el cloro (Cl). Esto significa que el sodio es solo una parte de la sal; en concreto, el 40 %. Así, cada vez que consumimos 1 gramo de sal, estamos consumiendo 0,4 gramos de sodio y 0,6 gramos de cloruro.

Imagina ahora que vamos al supermercado y escogemos un producto que contiene 3 gramos de sodio. En principio, esto puede parecernos poco —nos decimos que está bien porque «la OMS recomienda no sobrepasar los 5 gramos de sal por día»—, pero de pronto recordamos que sal y sodio no son lo mismo. ¿A cuánta sal equivalen 3 gramos de sodio? Hagamos una regla de tres:

$$0,4 \text{ g de sodio - 1 g de sal}$$
$$3 \text{ g de sodio - x}$$

$$\frac{3 \times 1}{0,4} = 7,5 \text{ g de sal}$$

Esos 3 gramos de sodio equivalen a 7,5 gramos de sal, mucho más de lo que la OMS recomienda para todo el día. Como dirían los comentaristas deportivos: «Ya no tenemos tan buenas sensaciones». Antes de continuar, un dato: la Agencia Española de Seguridad Alimentaria y Nutrición (AESAN) considera que un producto tiene mucha sal cuando contiene más de 1,25 g por cada 100 g. Recuérdalo cada vez que veas una cantidad equivalente o superior a esa porque es muy probable que comas más cosas con sal a lo largo del día.

Sigamos. Expresar las cantidades en términos de sodio es muy tentador para la industria ya que atenúa y camufla los niveles reales de sal. Aunque las cifras sean correctas, nos pueden confundir. Sobre todo, si desconocemos que el sodio no es lo mismo que la sal o si no recordamos cuáles son las proporciones del cloruro de sodio para poder hacer en el supermercado un cálculo como el que acabamos de hacer aquí. Las prisas, por otra parte, no invitan a hacer muchas cuentas. Por estos motivos —y porque en la vida cotidiana pensamos en términos de sal y no de sodio—, la legislación europea recomienda que los fabricantes utilicen el término «sal» en la información de los envases en lugar de la denominación del nutriente «sodio».

Esto debe cumplirse en los países miembros de la Unión Europea. Pero ¿qué podemos hacer cuando encontramos un producto que expresa estas cantidades como sodio? ¿Hay alguna forma más sencilla para calcular a cuánta sal equivale? Buenas noticias: sí. Para hacer esta conversión, podemos usar el factor 2,5. Multiplicar la cantidad de sodio por 2,5 nos da una estimación muy aproximada de la cantidad de sal. Por continuar con el ejemplo anterior: 3 g de sodio x 2,5 = 7,5 g de sal.

El camuflaje de ciertos ingredientes es real y es legal. Poner «sodio» en lugar de «sal» (en países que no pertenecen a la UE), «aceite de nabina» en vez de «aceite de colza», «maltodextrina» en lugar de «azúcar» o «extracto de romero» en vez de «E-392» son solo algunos ejemplos entre otros muchos. Más allá de que estas sutilezas nos puedan molestar, incluso indignar, el baile de máscaras nos deja una gran enseñanza de fondo: la industria alimentaria es tremendamente adaptativa. No solo influye en nuestros patrones de consumo, también hace lo que sea necesario para satisfacer nuestras demandas. Su respuesta a nuestras preferencias del momento, sean filias o sean fobias, es un espléndido ejemplo cercano de aquello que decía el naturalista Charles Darwin: «No es la especie más fuerte la que sobrevive, ni la más inteligente, sino la que mejor responde a los cambios».

También hay ingredientes destacados

En algunas listas de ingredientes encontramos fiestas de disfraces, pero en casi todas encontramos lo contrario. Esto es, elementos que se muestran como lo que son y, además, lo resaltan. ¿Te has fijado alguna vez en que hay ingredientes escritos con mayúsculas, en otro color, subrayados o en negrita? Eso tiene una razón de ser. Se trata de los alérgenos, unos ingredientes o sustancias que pueden causar reacciones adversas en las personas que sufren alergias o intolerancias alimentarias.

Las alergias y las intolerancias afectan solo a una parte de la población —en España, las padecen menos del 6 % de los niños y menos del 3 % de los adultos—, pero sus consecuencias pueden ser muy molestas, graves e incluso mortales.[109] Por este motivo, la legislación obliga a destacar la presencia de las principales sustancias desencadenantes de estas reacciones mediante una tipografía que las diferencie claramente del resto en la lista de ingredientes. El objetivo es que encontremos los alérgenos con facilidad.

Por ejemplo:

Lasaña boloñesa. Ingredientes: **Leche** desnatada en polvo parcialmente reconstituida, carne de cerdo 18,2 %, pasta fresca al **huevo** 16,1 % (sémola de **trigo** duro, agua, **huevo**, sal), tomate, harina de **trigo**, aceite de girasol, **queso** mozzarella, almidón modificado de maíz, concentrado de tomate, cebolla, sal, vino blanco, especias.

Salsa barbacoa. Ingredientes: Puré de tomate (52 %), azúcar, vinagre de vino blanco, melazas, almidón modificado de maíz, sal, salsa Worcester (agua, jarabe de glucosa, vinagre de cebada malteada, azúcar, sal, aromas, extracto de cebolla, anchoas, aceite de oliva, vinagre, zumo de limón concentrado, especias, aceite de girasol), aromas de humo, aceite de girasol, especias, harina de mostaza, espesante (goma xantana), conservador (ácido sórbico), aromas.

Galletas rellenas de crema de chocolate. Ingredientes: Harina de TRIGO 35,7 %, azúcar, grasa de palma, cacao desgrasado en polvo 6,7 %, almidón de TRIGO, jarabe de glucosa, lactosa y proteínas de LECHE, sal, gasificantes (carbonato ácido de sodio, carbonato ácido de amonio), LECHE desnatada en polvo, emulgente (lecitina de SOJA), aroma. PUEDE CONTENER HUEVO.

En el último ejemplo, leemos al final que el alimento «puede contener huevo». ¿Cómo que «puede»? A veces no es tan fácil dar una respuesta concreta porque es posible que un alérgeno esté presente en un producto, aunque no se haya empleado como ingrediente. Por ejemplo, si el producto en cuestión se elabora o envasa en el mismo espacio que otros, cabe la posibilidad de que contenga trazas de los ingredientes ajenos. Cuando no se puede garantizar la estanqueidad, lo que hacen muchos fabricantes, para prevenir riesgos, es indicarlo en el envase con frases de advertencia.

Otras veces ocurre lo mismo en productos que no tienen lista de ingredientes (enseguida veremos cuáles son). En estos casos, las advertencias deben incluir la palabra «contiene» seguida del nombre de la sustancia o el producto que podría ocasionar problemas. Por ejemplo, en una crema de cacahuete, podemos encontrar la siguiente leyenda: «Crema de **cacahuete**. Puede contener trazas de **leche**, **frutos de cáscara** o sus derivados».

Los principales alérgenos

Casi cualquier alimento que contenga proteínas puede causar una alergia alimentaria. Sin embargo, como explica la Agencia Española de Seguridad Alimentaria y Nutrición (AESAN), algunos las originan con mayor frecuencia: la leche de vaca, el huevo, el pescado, el marisco, las leguminosas, los cereales, las frutas frescas y los frutos secos.

En cuanto a las intolerancias, destacan la intolerancia a la lactosa —el azúcar natural de la leche— y al gluten —una proteína que se encuentra en el grano de muchos cereales y que causa problemas a quienes tienen enfermedad celíaca—. Lo importante, en lo que respecta al etiquetado alimentario, es que las sustancias que causan alergias e intolerancias están recogidas en la ley[110] y que deben destacarse en los envases.

Las otras sustancias con advertencias

Además de los alérgenos, la legislación también obliga a destacar la presencia de otras sustancias y acompañarlas con mensajes de

advertencia. Es el caso de la cafeína, cuya presencia debe señalar-
se junto al mensaje «no recomendado para niños ni mujeres embarazadas», y del regaliz, que debe lucir la frase «las personas que
padezcan hipertensión deben evitar un consumo excesivo». También es obligatorio para el aspartamo, que ha de acompañarse con
la leyenda «contiene una fuente de fenilalanina», y para los alimentos que contengan más de un 10 % de polialcoholes —un
tipo de edulcorante—, que deben indicar que «un consumo excesivo puede producir efectos laxantes».[111]

Todas estas indicaciones y presencias destacadas conforman
una herramienta informativa muy valiosa a la hora de elegir con
tranquilidad qué vamos a comer. Y, al mismo tiempo, confirman
que los datos pueden ofrecerse de un modo mucho más claro,
explícito y unívoco cuando se considera prioritario hacerlo. En
este aspecto, al menos, querer es poder.

¡AQUÍ NO HAY LISTA DE INGREDIENTES!

Algunos productos no tienen lista de ingredientes. Mejor dicho,
hay productos que no están obligados a tener una lista de ingredientes. Son estos seis grupos:

- **Las frutas y hortalizas frescas,** incluidas las patatas que
  no hayan sido peladas, cortadas o sometidas a cualquier
  otro tratamiento similar.
- **Los alimentos que tengan un único ingrediente,** en los
  que el nombre del alimento sea idéntico al del ingrediente
  o permita determinar la naturaleza del ingrediente sin riesgo de confusión. Por ejemplo, «aceite de oliva» o «crema
  de cacahuete».
- **Los vinagres de fermentación,** si proceden exclusiva-
  mente de un solo producto básico y siempre que no se les

haya añadido ningún otro ingrediente. Por ejemplo, «vinagre de manzana».

- **El queso, la mantequilla, la leche y la nata fermentadas,** cuando no se les ha añadido ningún ingrediente más allá de los productos lácteos, enzimas alimentarias y cultivos de microorganismos que son necesarios para su fabricación (en el caso de los quesos que no son frescos o fundidos, la sal que se necesita para su fabricación).
- **Las aguas carbónicas** en cuya denominación —nombre real— aparezca esta última característica.
- **Las bebidas alcohólicas** cuyo contenido de alcohol sea superior al 1,2 %. Además, por increíble que te parezca, este tipo de bebidas tampoco están obligadas a brindar información nutricional. La única —y reciente— excepción es el vino, como veremos en el último capítulo.

3. ¿Qué me vas a aportar? Dime qué traes

Tras conocer el nombre real de los productos y saber de qué están hechos, solo nos falta averiguar qué nos van a aportar. La respuesta a esta pregunta la encontramos en la información nutricional, que normalmente se presenta agrupada en forma de tabla.

El contenido de esa tabla, su estética y la manera de presentar los datos puede variar según los países. En España —y en el resto de los Estados de la Unión Europea— tiene este aspecto:

INFORMACIÓN NUTRICIONAL

VALORES NUTRICIONALES MEDIOS	Por 100 g o 100 ml
Valor energético	kj / kcal
Grasas	g
De las cuales saturadas	g
Hidratos de carbono	g
De los cuales azúcares	g
Proteínas	g
Sal	g

LOS DATOS OBLIGATORIOS

La información nutricional obligatoria de un alimento es como el DNI de una persona: incluye varios datos importantes, pero no todos los que nos encantaría conocer. Los elementos que sí o sí deben mostrarse en esta parte del envase, como se ve en la figura anterior, son cinco:

- El valor energético, expresado en kilojulios (kj) y kilocalorías (kcal).
- La cantidad total de grasas y el detalle de las grasas saturadas.
- La cantidad de hidratos de carbono, con el desglose de la cantidad de azúcares.
- La cantidad de proteínas.
- La cantidad de sal.

Los valores de estos nutrientes —grasas, carbohidratos, proteínas y sal— se expresan en gramos (g) y toman como referencia 100 g o 100 ml de producto. Esto tiene algunas ventajas. Entre ellas, que nos permite pensarlos como porcentajes y comprender con rapidez cómo está «construido» ese alimento o bebida. Por ejemplo: si leemos que una galleta contiene 37 g de azúcares, sabremos que el 37 % del producto es azúcar; o si leemos que lleva 25 g de grasas totales, sabemos que la cuarta parte de esa galleta es grasa.

Al pensar las cantidades como porcentajes, la información que encontramos aquí dialoga con la que encontramos en las listas de ingredientes y, muchas veces, la complementa. Pensemos, por ejemplo, en un fiambre. Le damos la vuelta al envase y leemos esta lista:

Chopped de pavo. Ingredientes: Carne de pavo (60 %), agua, carne separada mecánicamente de pavo (5 %), fécula de patata, sal, proteína de **soja**, **leche** en polvo, azúcar, aromas. Estabilizantes: tripolifosfato de sodio y carragenano, antioxidantes: iso-ascorbato de sodio y citrato de sodio, conservador: nitrito de sodio.

Después, miramos la información nutricional y leemos lo siguiente:

INFORMACIÓN NUTRICIONAL

VALORES NUTRICIONALES MEDIOS	Por 100 g
Valor energético	528 kj / 126 kcal
Grasas	6 g
De las cuales saturadas	2,1 g
Hidratos de carbono	5,5 g
De los cuales azúcares	1 g
Proteínas	12 g
Sal	2 g

Los datos de la tabla —en este caso, los del azúcar y la sal— nos permiten completar los que ya teníamos en la lista de ingredientes, y la hacen más precisa:

> Chopped de pavo. Ingredientes: Carne de pavo (60 %), agua, carne separada mecánicamente de pavo (5 %), fécula de patata, sal (2 %), proteína de **soja, leche** en polvo, azúcar (1 %), aromas. Estabilizantes: tripolifosfato de sodio y carragenano, antioxidantes: isoascorbato de sodio y citrato de sodio, conservador: nitrito de sodio.

Con estos datos a la vista, podemos saber que el producto lleva entre un 2 % y un 5 % de fécula de patata. Es más, incluso podemos estimar que tiene alrededor de un 4,5 % de fécula porque este ingrediente es un carbohidrato y conocemos, por la información nutricional, que el producto lleva 5,5 gramos de carbohidratos (5,5 g, menos 1 g de azúcar, nos da 4,5 g de carbohidratos que no son azúcar).

También podemos saber que el fiambre tiene entre un 1 % y un 2 % de leche en polvo y de proteína de soja. Si, además, sumamos las cantidades conocidas (72,5 %), podemos saber cuánto suman las otras (27,5 %) y deducir —aproximadamente— cómo se distribuyen entre el resto de los ingredientes por el lugar que ocupan en la lista.

El siguiente es un ejemplo de cómo podrían ser las proporciones de este producto:

Lo que sabemos	Lo que podemos estimar
• 60 % de carne de pavo	
• Agua $\longrightarrow$	≈ 23,5 % de agua
• 5 % de carne de pavo separada mecánicamente	
• Fécula de patata $\longrightarrow$	≈ 4,5 % de fécula de patata
• 2 % de sal	
• Proteína de **soja** $\longrightarrow$	≈ 1,8 % de proteína de **soja**
• **Leche** en polvo $\longrightarrow$	≈ 1,5 % de **leche** en polvo
• 1 % de azúcar	
• Aromas $\longrightarrow$	≈ 0,5 % de aromas
• Estabilizantes: tripolifosfato de sodio y carragenano	
• Antioxidantes: isoascorbato de sodio y citrato de sodio	
• Conservador: nitrito de sodio	

Aparte de poder calcular, completar y deducir, la otra ventaja de que los valores nutricionales estén siempre expresados en relación con una medida estándar —100 g o 100 ml— es que nos permite comparar productos diferentes. Por ejemplo, si dudamos entre dos tipos de fiambres, dos tipos de galletas o dos tipos de lasañas, podemos mirar cuál nos aporta menos grasas saturadas, menos azúcares o menos sal, y elegir el producto que nos parezca más adecuado.

La reflexión es bastante obvia: los datos de la información nutricional, combinados con los que encontramos en las listas de ingredientes, son una herramienta poderosa para eludir las fantasías alimentarias y tener una idea más ajustada de lo que hay dentro de los envases en realidad.

Un ejemplo concreto de esto —y beneficioso para nuestra salud, además— es que la información nutricional obligatoria puede contrarrestar ciertos reclamos destacados en el frontal. Expresiones como «ligero», *light*, «contenido reducido en grasa», «contenido reducido en azúcar» o «contenido reducido en sal» naufragan muchas veces en esta tabla. Porque ¿sabes qué significan en realidad? ¿Qué interpretas cuando las lees?

En un primer momento, podemos pensar que el producto tiene pocas grasas, azúcares o sal, pero no es así. Lo que de verdad significan estos prometedores mensajes es que el producto tiene menos grasas, azúcares o sal en comparación con un producto similar. ¿Cuánto menos? Un 30 %, según exige la ley,[112] excepto para el sodio, un nutriente para el que se admite una diferencia del 25 %.

Es decir:

- Si leemos «contenido reducido en sal» en una lata de atún, significa que esa versión tiene, como mínimo, un 25 % menos de sal que el producto original elaborado por el fabricante.
- Si encontramos unos cruasanes que declaran «contenido reducido en grasas saturadas», significa que tienen, como mínimo, un 30 % menos de grasas saturadas que los normales.

- Si vemos una mermelada «*light*» con «contenido reducido en azúcar», sabremos que tiene, como mínimo, un 30 % menos de azúcar que la versión estándar.

Ahora bien, esto no implica necesariamente que esos productos tengan poca sal, poca grasa o poco azúcar. Por ejemplo, podemos entusiasmarnos con un salmón ahumado que luce «contenido reducido en sal», pero el entusiasmo se irá a pique al descubrir que tiene 2,1 g de sal por cada 100 g de producto. Si el salmón original contiene 2,8 g / 100 g, al quitarle un 25 % (0,7 g), nos quedaremos con 2,1 g / 100 g. En otras palabras, estaremos ante un producto que destaca que tiene un «contenido reducido en sal» aunque nos aporta casi la mitad de lo que recomienda la OMS para todo el día.

También podemos pensar que una mantequilla con un 50 % menos de calorías es «ligera», como sugiere el envase, pero la información nutricional nos hará saber que, pese a ello, el producto nos aporta 381 kcal y 41 g de grasas por cada 100 g. La misma densidad calórica que un dónut. Como veíamos en el capítulo anterior, un alimento envasado puede pregonar la reducción de unos nutrientes y seguir siendo rico en ellos, porque el 50 %, el 70 % o el 75 % de muchísimo sigue siendo mucho.

De hecho, uno de los principales problemas que presentan los alimentos envasados que lucen este tipo de reclamos es que modifican nuestra percepción sobre ellos, debilitan nuestras barreras de autocontrol y, como nos parecen más sanos —o, directamente, sanos—, acabamos consumiendo más cantidad. Hacemos dos tostadas con mantequilla «ligera» en lugar de una, ponemos una cucharada extra de mayonesa «*light*» en la ensalada, comemos más aperitivos con salmón «reducido en sal», preparamos más desayunos con cruasanes «reducidos en grasas saturadas»… A diferencia del dónut, unos cruasanes clásicos o unas magdalenas normales, que comemos con conciencia de lo que son, las versiones ligeras transmiten la sensación de que son alternativas inofensivas e inocuas y que, precisamente por ello, no pasa nada si comemos más o lo hacemos con mayor regularidad.

Una de las grandes cualidades de la información nutricional obligatoria es que fractura ese pensamiento con datos. Funciona como un rompeolas del marketing y la publicidad. Y por eso es fundamental consultarla.

Los datos voluntarios

Además de la información obligatoria, los fabricantes pueden brindar otros datos de manera voluntaria. Entre los nutrientes, nos pueden informar sobre la cantidad de fibra alimentaria, detallar las cantidades de grasas poliinsaturadas y monoinsaturadas, desglosar los polialcoholes y el almidón en el apartado de los carbohidratos, o indicar el contenido de vitaminas y minerales si están presentes en cantidades significativas.

También pueden mostrar las cantidades de todos estos nutrientes por ración o unidad de consumo, siempre que esta medida se reconozca con facilidad y esté bien cuantificada —«dos galletas», «20 gramos», «un sobre», etc.—. Esta información, aunque complementaria, es muy útil en determinados casos; por ejemplo, cuando compramos un refresco en lata o unos yogures en vaso, ya que, con toda probabilidad, esa será la cantidad real que tomemos. En estos casos, conocer los valores por unidad de consumo —120 o 125 g, en el caso de los yogures; 330 ml en el caso de los refrescos— equivale a conocer qué nos van a aportar.

Si le damos la vuelta a una lata de Coca-Cola, veremos lo siguiente:

INFORMACIÓN NUTRICIONAL

VALORES NUTRICIONALES MEDIOS	Por 100 ml	Por unidad (330 ml)
Valor energético	180 kj / 42 kcal	594 kj / 139 kcal
Grasas	0 g	0 g
De las cuales saturadas	0 g	0 g
Hidratos de carbono	10,6 g	35 g
De los cuales azúcares	10,6 g	35 g
Proteínas	0 g	0 g
Sal	0 g	0 g

Esta tabla de información nutricional nos permite saber, sin necesidad de hacer cuentas, que al beber esa lata de refresco estaremos consumiendo 139 kcal y 35 g de azúcar. O, lo que es lo mismo, que esa lata nos aportará el 7 % de las calorías diarias necesarias y el 70 % de los azúcares libres que deberíamos consumir como máximo en un día si atendemos a las recomendaciones más laxas de la OMS.

Veamos ahora qué encontramos en un yogur natural sin azucarar:

INFORMACIÓN NUTRICIONAL

VALORES NUTRICIONALES MEDIOS	Por 100 g	Por unidad (120 g)
Valor energético	236 kj / 56 kcal	281 kj / 67 kcal
Grasas	2,9 g	3,5 g
De las cuales saturadas	1,7 g	2 g
Hidratos de carbono	4,3 g	5,2 g
De los cuales azúcares	4,3 g	5,2 g
Proteínas	3,3 g	4 g
Sal	0,12 g	0,14 g
Calcio	133 mg (17 %)	160 mg (20 %)

Como en el caso anterior, aquí vemos lo que nos aporta una unidad —el vasito de yogur—, pero también aparece detallado el contenido de un mineral: el calcio. Está expresado en miligramos (mg) y acompañado por un porcentaje entre paréntesis, que muestra cómo contribuye esa porción a cubrir los valores nutricionales de referencia (VNR) establecidos para este mineral. ¿Y esto qué es? De forma muy resumida, los VNR indican la cantidad diaria de un nutriente que necesita una persona sana para seguir estando sana.[113] En el ejemplo que nos ocupa, sabemos que si consumimos un vasito de este yogur habremos cubierto el 20 % de nuestros requerimientos diarios de calcio.

El nivel de detalle de la información nutricional depende del producto y del fabricante. Puede ir desde lo más sencillo —lo obligatorio— hasta un modelo como este:

INFORMACIÓN NUTRICIONAL

VALORES NUTRICIONALES MEDIOS	Por 100 g o 100 ml	Por ración o unidad
Valor energético	kj / kcal	kj / kcal
Grasas	g	g
De las cuales saturadas	g	g
Poliinsaturadas	g	g
Monoinsaturadas	g	g
Hidratos de carbono	g	g
De los cuales azúcares	g	g
Polialcoholes	g	g
Almidón	g	g
Proteínas	g	g
Fibra alimentaria	g	g
Sal	g	g
Vitamina A	µg (%)	µg (%)
Vitamina D	µg (%)	µg (%)
Vitamina B6	mg (%)	mg (%)
Hierro	mg (%)	mg (%)
Fósforo	mg (%)	mg (%)

Lógicamente, la inclusión de elementos opcionales en un recuadro informativo no es casual. En general, los fabricantes aportan la información complementaria de aquellos nutrientes que apreciamos, como la fibra, los minerales o las vitaminas, y que justo por ello se utilizan muchas veces como reclamos en la parte frontal de los envases. Lo hemos visto en el capítulo anterior: el «nutricionismo» es una estrategia que funciona —y funciona bien—, y aquí vemos que su aplicación está regulada, como en el caso de las reducciones.

Para poder lucir frases como «rico en fibra», «fuente de hierro» o «con vitaminas» los productos que se comercializan en la Unión Europea deben cumplir ciertos requisitos legales. Y, además, una vez que los fabricantes deciden destacar la presencia de un nutriente, deben detallar cuáles son sus cantidades.

La legislación es muy precisa en este aspecto. Recoge una lista de vitaminas y minerales, especifica los valores de referencia para cada uno de ellos y establece que, para poder destacar su presencia en el envase de un producto, deben estar presentes en unos porcentajes mínimos concretos.[114] En el caso de las bebidas, estos nutrientes tienen que aportarnos, como mínimo, un 7,5 % de sus VNR, y en el de los alimentos, un 15 % de sus VNR. Por ejemplo:

Elemento	VNR	Cuánto debe haber en 100 g o en 100 ml para ser una «cantidad significativa»	
		Alimentos (15 %)	Bebidas (7,5 %)
Vitamina D (µg)	5	0,75	0,38
Calcio (mg)	800	120	60
Magnesio (mg)	375	56,25	28,125

En el caso de otros nutrientes que se destacan de manera voluntaria en los envases —como la fibra o los ácidos grasos omega-3—, también hay unas reglas definidas por la ley.[115] Dos ejemplos:

Nutriente	Declaración	Requisito
Fibra	«Fuente de fibra»	Contener más de 3 g por cada 100 g
	«Alto contenido de fibra»	Contener más de 6 g por cada 100 g de producto
Omega-3	«Fuente de ácidos grasos omega-3»	Contener al menos 0,3 g de ácido alfa-linolénico por 100 g y por 100 kcal
	«Alto contenido de ácidos grasos omega-3»	Contener al menos 0,6 g de ácido alfa-linolénico por 100 g y por 100 kcal.

No hace falta llevar apuntes de esto al supermercado; para eso están escritas las leyes. Tampoco hace falta aprenderlo de memoria: eso es tarea de la industria alimentaria, que está obligada a conocer y cumplir la legislación que rige su actividad. Lo que nos interesa, como destinatarios, consumidores, clientes y ciudadanos, es saber que las cosas están puestas por alguna razón y que tenemos derecho a conocer su importancia y su significado.

Todos los datos que se ofrecen en los envases responden a una intención comercial o una obligación legal. Y están dirigidos a nosotros. Por tanto, tenemos derecho a saber qué quieren decir y por qué se presentan de un modo u otro, esto es, a poder interpretarlos para poder decidir. Como afirma la Agencia Española de Seguridad Alimentaria y Nutrición (AESAN), «el etiquetado es el principal medio de comunicación entre los productores y el consumidor, y nos permite conocer el alimento, su origen, su modo de conservación, los ingredientes que lo componen o los nutrientes que aportan a nuestra dieta».

Sin embargo, este «medio de comunicación» no siempre funciona como debería. Mientras los envases, en tanto soportes publicitarios, transmiten sus mensajes de maravilla, su faceta informativa presenta interferencias notables. La fantasía nos llega fácilmente desde lejos, pero la comprensión cabal de los datos requiere tiempo y esfuerzo por nuestra parte. Como veremos en las siguientes páginas, esta enorme diferencia de claridad expositiva entre información y publicidad es palpable, y sería todavía más grotesca y notable si no existiera la ley.

La información nutricional, sostiene la AESAN,[116] es una herramienta de salud pública porque ayuda a promover dietas saludables. Y es cierto. Tan cierto como que toda herramienta necesita cuidados, mantenimiento y, a veces, mejoras. Para sacarles provecho, además, hay que saber cómo usarlas.

En suma, los envases son portavoces de los alimentos que contienen, y las preguntas que debemos hacerles son tres: ¿Quién eres?, ¿de qué estás hecho? y ¿qué me vas a aportar? Antes de elegir un producto envasado, deberíamos conocer las respuestas. Entonces, sí, nuestra elección de compra será libre de verdad.

JAMÓN FANTASMA. LA EXPERIENCIA DE *EL PORCENTAJE JUSTO*

En abril de 2021 fui al supermercado y encontré un producto que cambió mi manera de entender los alimentos envasados para siempre. Eran unas minitortitas de maíz en cuyo paquete se destacaba el texto «jamón ibérico» y se veían unas lonchas ilustradas muy generosas, tan grandes como las propias tortitas.

Mira el envase de tortitas.

El producto me llamó la atención porque no lo conocía y porque apenas unos meses antes le había propuesto a Miguel Ángel Lurueña escribir un artículo sobre cómo se crean artificialmente algunos sabores para añadirlos a los productos procesados. En su artículo, este doctor en Ciencia y Tecnología de los Alimentos hablaba sobre los yogures que saben a fresa aunque no llevan fresa o las patatas chips con sabor a huevo frito que tampoco llevan huevo —y, menos, frito—, una creación esta última que, por curiosa y sorprendente, sirvió como titular de aquel texto.[117]

Las tortitas de jamón me resultaron tan llamativas como las patatas con gusto a huevo, así que cogí la bolsa y le di la vuelta para leer la denominación de venta y la lista de ingredientes. Decía así:

Producto de aperitivo a base de cereales aromatizado. Ingredientes: Cereales (78 %) (maíz, arroz), aceites vegetales (aceite de girasol alto oleico, aceite de oliva), sazonador sabor jamón [derivados lácteos (leche), sal, dextrosa, aromas (contiene derivados de soja), potenciador del sabor: 5'-ribonucleótidos de sodio, aromas de humo], emulgente (lecitina de soja).

La información obligatoria ofrecía algunos datos importantes. Por ejemplo, que las tortitas no estaban hechas solo de maíz, que el principal aceite empleado era de girasol y que no tenían jamón ibérico, sino un «sazonador sabor jamón» compuesto por varias cosas, desde sal y dextrosa hasta un potenciador del sabor y aromas de humo. Hasta aquí, pocas sorpresas: lo que tenía en las manos eran unas tortitas con gusto a jamón sin jamón.

Aun así, algo me chirriaba. En el frontal del envase, la palabra «sabor» no aparecía por ninguna parte. Estaban las lonchas danzantes y la expresión «jamón ibérico», pero en ningún sitio se dejaba constancia de que todo ese despliegue de medios gráficos estuviera vinculado a un sazonador. Por el contrario, todo inducía a pensar que las tortitas contenían jamón del bueno.

Seguí observando el frontal y me percaté de más cosas. Entre ellas, que se utilizaba el comodín de la «sugerencia de presentación» —esa fórmula tan socorrida para justificar la presencia de los «alimentos de compañía»— y, también, que en el texto faltaban preposiciones. Es decir, si bien el envase no ponía «*sabor a* jamón», tampoco ponía que las tortitas fueran «*de* jamón» ni que estuvieran hechas «*con* jamón». En rigor, no se estaba afirmando que el producto contuviera ese ingrediente porque el jamón aparecía allí desvinculado del resto. Ondeaba en el diseño sin lazo sintáctico alguno con el producto y, a pesar de ello —quizá por lo específico del adjetivo «ibérico»—, daba a entender su presencia.

Aquella sutileza me indignó. En términos físicos, la distancia entre la cara publicitaria y la cara informativa del paquete era de unos pocos centímetros, pero, en términos de comunicación, había un abismo entre ambas. ¿Cómo era posible que hubiera tantísima diferencia entre lo que mostraba el frontal del envase y lo que detallaba la lista de ingredientes? ¿Cuál era el límite para la fantasía gráfica? ¿Era legal el ardid?

Volví a casa sin tortitas pero con preguntas, y me puse a pensar cómo podría compartir con otras personas la experiencia para señalar el truco y, de paso, conocer la percepción ajena. Recordé entonces un programa de televisión que me encantaba cuando era pequeña: *El precio justo*, que se emitía en Televisión Española y lo presentaba Joaquín Prat. El concurso, de enorme éxito, tenía una mecánica muy simple: se exponía un objeto en el escaparate y los concursantes debían calcular su valor. Ganaba quien más se aproximaba al precio real —sin pasarse—, y la gracia estaba en que los únicos elementos que tenían para hacer esa estimación era el aspecto de los objetos que veían y una somera descripción que se ofrecía sobre ellos.

Se me ocurrió hacer algo similar con el paquete de tortitas. A fin de cuentas, en ambos casos el desafío era acertar a ojo, sin tener ni idea ni información alguna. Busqué una foto de la parte delantera del envase para compartirla, a modo de «escaparate virtual», con la siguiente propuesta: «Os traigo un juego. Observad bien este envase antes de responder. ¿Cuánto jamón diríais que tienen estas minitortitas? Gana quien más se aproxime, sin pasarse, y no vale buscar información por ahí». El mensaje era sencillo hasta decir basta, pero servía para la causa de exponer la triquiñuela del jamón fantasma.

Llamé a ese juego *El porcentaje justo*, lo publiqué en mi cuenta de X —antes Twitter— y, a partir de ese momento, todo cambió.

«Algo tirando al cero»

El mensaje se llenó de comentarios. Hubo respuestas serias e hilarantes. Observaciones legales. Cifras razonadas y cifras arbitrarias que iban desde el 0 % hasta el 6 %. Traigo aquí algunos ejemplos, aunque todas las participaciones pueden leerse en internet:[118]

- 0,000001 %, pero con el poder de tu imaginación es ibérico y del bueno.
- ¿Se puede apostar por un porcentaje negativo?
- Yo pienso que cuando las están haciendo pasa una señora caminando al lado de las tortitas con un jamón.
- Menos del 5 %.
- Porcentaje no me atrevo... Pero por lo que dice en el envase, espero que el jamón sea el ingrediente principal.
- Pues el jamón que pongas tú en casa para acompañar, ¿no?
- Vaya tela, jamón y encima ibérico y sin poner «sabor a». Huele a 0 % jamón ibérico y un poquitín de saborizantes.
- 1 %.
- Nada. Cero. *Nothing. Niente, Nichts. Nihil. Tipota. Nasti de plasti.* De hecho, me encanta cómo en portugués podemos hacernos a la idea con ese «*presunto*[119] ibérico».
- 6 %.
- Pues algo tirando al 0, en plan: 0,000000001 %. Y ese poquito, más que a jamón, debe referirse a «saborizante de jamón» o algo parecido; así pueden seguir poniendo jamón ibérico en el envase XD.
- Uy, cómo bordea esto la legislación...
- 0,5 %.
- Si pesaran un kilo, tendrían... un nanogramo de jamón del barato en lonchas finas.
- Yo apuesto por un 0 %, y un *disclaimer* de «sugerencia de presentación» como un campano.

La principal conclusión que saqué tras leer los comentarios —muchos de ellos, escritos por profesionales de la salud y la alimentación— fue que, sin acceder a la lista de ingredientes ni a la información nutricional, es muy difícil —si no imposible— hacerse una idea de cómo es un producto y qué contiene. ¿Es posible acertar? Sí, muchas personas lo hicieron. ¿Es posible estar seguros? No, ni siquiera quienes atinaron podrían ratificar sus respuestas sin dudas. Ante la cara frontal de un envase, impera la subjetividad de la percepción, no la objetividad de los datos, y lo que evidenciaba este envase era que, con un diseño adecuado, la percepción podía desviarse y colocarse muy lejos de la realidad. ¿Eran las tortitas un caso aislado? ¿Pasaría esto con otros productos?

Volví al súper.

Una búsqueda animada

De regreso en el supermercado, centré la pesquisa en los ingredientes destacados de los envases para, después, cotejarlos con los datos de verdad. Buscaba otros protagonistas para mi juego, «estrellitas del rock alimentario», así que fui directa a los envases con elementos apreciados por ser ricos, sanos, singulares o caros. A saber: galletas con frutos rojos o miel, cremas de bogavante, *snacks* con algas, con queso o con *foie-gras*, ensaladillas con cangrejo, bebidas lácteas con nueces, helados con pistacho…

¿Y qué encontré al girar los envases y leer la información? Que no solo había otros casos como el del jamón fantasma; había muchos. En los pasillos del supermercado había más fantasmas que en una sesión de espiritismo.

Durante la visita identifiqué varios productos en los que la presencia real de los ingredientes destacados en sus envases era muy baja, mínima o nula. De todo ese espectro, las elegidas para el siguiente tuit fueron unas palomitas de maíz que lucían —con letras muy grandes— la palabra «mantequilla» en el frontal, pero no contenían mantequilla, sino aromas. La única grasa empleada en el producto era, de hecho, grasa de palma.[120]

Mira aquí el envase de palomitas.

A la hora de adivinar cuánta mantequilla podría haber en el producto, las respuestas de los concursantes oscilaron entre el 0 % y el 15 %. Por segunda vez, los comentarios y reacciones en X refrendaron lo obvio: cuando queremos saber qué contiene un alimento envasado, resulta imprescindible ir más allá de lo que el fabricante destaca. Publicidad e información son dos cosas diferentes, y elegir conscientemente un producto exige ir directo a los datos.

A partir de ese momento, empecé a compartir «escaparates virtuales» con cierta regularidad. Me parecía una manera sencilla y entretenida de llamar la atención sobre lo vulnerables que somos ante los señuelos comerciales si solo miramos la parte frontal. Pastel «de cabracho» con 1 % de cabracho, tortitas «de frambuesa» con 0,5 % de frambuesa, tarta «de queso» con 2 % de queso, salsa «cheddar y beicon» con 0 % de cheddar y beicon, fiambre «de pavo» con 45 % de pavo, pasta «con pollo» con 0,5 % de pollo…

Al cabo de veinte productos, cuando vi que crecía el interés por la propuesta y que empezaba a formarse una comunidad, creé una cuenta específica para el juego. Un juego que, además de llamar la atención sobre este aspecto de los envases, sirvió como herramienta didáctica para profesores de instituto y de universidad, quienes lo adaptaron libremente para trabajar con su alumnado. *El porcentaje justo* —*Porcen*, para los amigos— tenía un enfoque educativo y, quizá por ello, contó desde el principio con la inestimable ayuda de varios divulgadores en el ámbito de la nutrición, el derecho y la seguridad alimentaria.

Juan Revenga, Beatriz Robles, Julio Basulto, Daniel Ursúa,

Gemma del Caño, Francisco José Ojuelos, Miguel Mateo, Mario Sánchez, Miguel A. Lurueña, Javier S. Perona, Miguel Ángel Granados y Diego Martínez-Guinea fueron, entre otros, los profesionales que se implicaron en el proyecto desde el primer momento. Lo hicieron jugando y difundiéndolo en sus redes, pero también —y sobre todo— resolviendo las dudas nutricionales, legislativas, tecnológicas o industriales que me iban surgiendo en el proceso. Y fueron muchas.

Por ejemplo, ¿es normal que una bebida de té negro contenga solo un 0,09 % de té? ¿Qué cantidad de té queda en el líquido después de infusionarlo? ¿Es correcto usar la expresión «carne de vacuno» para referirse a algo que, además de carne, contiene corazón y sal? ¿El corazón se considera legalmente carne? Si gallineta y cabracho son lo mismo —*Scorpaena scrofa*—, ¿por qué aparecen diferenciados en la lista de ingredientes? ¿Por qué no se llama cabracho a ese 33 % de gallineta, cuando lo que se está vendiendo es «pastel de cabracho»? ¿Una cantidad de caldo concentrado de faisán equivale a esa cantidad de faisán? ¿Qué dice la normativa sobre cómo se deben expresar las cantidades de los ingredientes compuestos? ¿Hay un modo correcto de escribir eso o existe margen para el *freestyle*?

Ay, las dudas…

El objetivo de *El porcentaje justo* era —y es— concienciar sobre la importancia de buscar la información real acerca de aquello que comemos o bebemos. En ese sentido, siempre he considerado esta iniciativa como una campaña de fomento a la lectura. Sin embargo, la experiencia fue descubriendo ángulos ciegos —como el modo de expresar las cantidades de los ingredientes compuestos—, un lenguaje muchas veces ambiguo —que daba lugar a distintas interpretaciones sobre un mismo punto— o delicados equilibrios legales que, como veremos más adelante, añadían sorprendentes espectáculos de funambulismo a los paseos rutinarios por el súper.

En otras palabras, si bien el mensaje central era «dales la vuelta a los envases, busca los datos, lee», al llevarlo a la práctica surgían diversas circunstancias que actuaban como barreras a la lectura. El hallazgo de estos obstáculos resultaba, cuando menos, inquietante porque los textos implicados no eran sesudos informes académicos escritos para especialistas en nutrición y dietética, sino bloques de información obligatoria sobre comida y bebida dirigida a la población general.

Bueno… al consumidor medio, ya sabes.

La cuestión de fondo es que se puede insistir mucho en ese «busca, mira, lee», pero la lectura sirve de poco si no se acompaña de comprensión lectora. Esto lo vimos con claridad meridiana en diciembre de 2021, cuando lancé una edición especial del juego que no consistía en adivinar a ciegas, como hasta entonces, sino en leer la información de una lista de ingredientes antes de responder. En esta ocasión, el reto tenía una estética más guerrera para señalar la diferencia en la propuesta. Unas llamas de fuego por aquí, unos tonos anaranjados y negros por allá, y un nombre con coletilla épica al más puro estilo estadounidense fueron suficientes. *El porcentaje justo extreme edition* estaba listo para desafiar a los lectores de etiquetas más valientes.

¿Y qué pasó? Lo que era de esperar: el juego mostró hasta qué punto las listas de ingredientes pueden ser hostiles con la gente cuando quieren.

Ponte a prueba con un caso extremo

Antes de seguir con lo que ocurrió en internet, vamos a repetir aquí la experiencia del juego. Tómatelo como un pasatiempo o un repaso de lo que hemos visto hasta ahora. Para tu tranquilidad, puedes utilizar una calculadora, un bolígrafo y tantos folios como quieras. Puedes consultar las páginas anteriores, donde se explica cómo leer una lista de ingredientes, e incluso puedes preguntarles a otras personas que tengas cerca. No hay límite de tiempo ni de herramientas ni de lecturas. Sin presiones. Encontrarás la solución al final, acompañada de su correspondiente explicación.

El producto con el que vamos a jugar es real.[121] Son unas *gyozas*, unas pequeñas empanadillas japonesas que, como todas las empanadillas, están compuestas de masa y relleno. El relleno de estas *gyozas*, en concreto, es de trufa y de *foie*. Así se anuncia en la parte frontal del envase y así también se indica en la denominación del producto —su nombre real—, justo al inicio de la lista de ingredientes.

El reto consiste, primero, en leer esa lista de ingredientes completa —a ser posible, sin desfallecer—. Y, después, con la información a la vista, contestar a esta pregunta: ¿qué porcentaje de trufa y qué porcentaje de *foie* contienen las empanadillas? Nada más. Cuando tengas tu respuesta, apúntala. Y, si puedes, mide el tiempo que has tardado en contestar.

Gyoza con foie y trufa. Gyozas: Ingredientes: 55 % Relleno: carne de pollo, col, mousse de pato (paté [47 % pato (grasa de pato, 5 % hígado magro de pato), hígado de pollo, agua, vino de Oporto, **nata**, emulgentes: monoglicéridos y diglicéridos de ácidos grasos; estabilizantes: pectinas, celulosa, goma garrofón; corrector de acidez: citratos de sodio; almidón modificado, acidulantes: lactato potásico, acetatos de potasio; **leche, proteínas de la leche**, proteína de guisante, dextrosa de trigo, lactosa, jarabe de glucosa, almidón de arroz, yema de **huevo**, sal nitritada (sal, conservador: nitrito sódico), fibra de bambú, antioxidantes: ascorbato sódico, ácido ascórbico; aromas, especias], cobertura [manteca de cerdo, grasa de pato, colorante: luteína; emulgentes: monoglicéridos y diglicéridos de ácidos grasos, esteres lácticos de monoglicéridos y diglicéridos de ácidos grasos]), champiñón fresco, champiñón portobelo, 5 % preparado de trufa (68 % champiñón cultivado *[Agaricus bisporus]*, aceite de girasol, 5 % trufa de verano *[Tuber aestívum]*, 5 % aceituna negra, sal, 0,03 % ajo, 0,02 % perejil, aroma), 4 % foie gras de pato (90% foie gras de pato reconstituido, agua, armañac, sal, azúcar, especias, antioxidante: ácido ascórbico; conservante: nitrito sódico), acidulantes: lactati potásico, acetato sódico; azúcar, pimienta negra molida, sal. 45 % Masa: harina de **trigo**, agua, sal. **Salsa de soja:** Ingredientes: agua, sal, 11 % **soja**, azúcar, harina de **trigo**, conservador: benzoato sódico; potenciadores del sabor: inosinato disódico, guanilato disódico. **Puede contener trazas de crustáceos, pescado, cacahuetes, frutos de cáscara, moluscos, apio, mostaza, sésamo y sulfitos.**

¿Ya tienes tu respuesta? ¿Has usado alguna ayuda o herramienta? Enseguida veremos la solución, pero antes voy a contarte una cosa. Tan solo tres de los sesenta y nueve concursantes de internet lograron resolver el problema. Además, entre los acertantes había un experto en Seguridad Alimentaria y un equipo formado por nueve alumnos del ciclo de Elaboración de Productos Alimenticios, cuyo profesor decidió poner el juego como tarea. Hubo debate en el aula y tardaron un par de horas en consensuar una respuesta. Así que, si aciertas, recibe desde aquí mi más sincera enhorabuena; pero, si no, no tienes por qué sentirte mal.

Las personas que participaron en el juego en internet —tanto solas como en equipo— utilizaron todo tipo de facilidades y estrategias para entender la información que tenían delante. Algunas remarcaron los paréntesis y los signos de puntuación para saber cómo jerarquizar los datos, otras copiaron el texto y lo pintaron de distintos colores para saber a qué correspondía cada cifra, muchas utilizaron papel, bolígrafo y calculadora, y hasta hubo quien empleó tablas de Excel en un ordenador.

Y, aun así, hubo respuestas y tardanzas dispares: tiempos que iban de «unos pocos minutos» a «dos horas» y valores que iban del 0,1 % al 13,06 % para un mismo ingrediente. En este sentido, releer los comentarios[122] que dejaron los participantes junto con las distintas soluciones resulta muy esclarecedor, porque esos mensajes muestran a la perfección el cansancio, la confusión, el tedio y la sensación de estar ante un galimatías o un examen, más que ante una lista ordinaria de ingredientes.

Algunos ejemplos:

- Llevo cinco minutos y ya me he perdido tres veces en las cuentas...
- Por el momento llevo diez minutos y solo he llegado a la conclusión de que me han robado un paréntesis.
- He tardado diez-quince minutos, la mayoría en descifrar qué ingredientes forman cada parte.
- Sé lo que hay que hacer (matemáticamente hablando), pero es *demasiao*. No tengo el *body pa'* tanto porcentaje.
- Tras quince minutos de cálculos, acabo igual que tras un examen de mates. He podido equivocarme en algún dato.
- Trufa 0,25 %; *foie* 13,06 %. Y creo que lo he calculado mal. Se necesita un máster en porcentaje para sacar esto.
- Creo que me voy al monte a buscar trufas. Tardo menos que leyendo los ingredientes y calculando porcentajes... ¡Madre mía!
- En un súper... primero, ponerse las gafas «del cerca»; segundo, leer la ristra de ingredientes en la mitad del pasillo; tercero, cálculo de cabeza... Y, así con todo, cuatro horas de compra. ¡Por eso cocino!
- He tardado unos veinte minutos en entender paréntesis y corchetes, un minuto en los cálculos.
- Me llevó unos cinco minutos, sobre todo para encontrarlos. Si una trufa pesa más o menos 15 gramos, conseguimos casi 11 kilos de producto con una sola trufa.

- Me ha llevado unos cinco minutos con una calculadora (de cabeza en el supermercado no lo sacaría).
- Aquí lo que hace falta es conocimientos de paleografía, ja, ja, ja. ¿Está diseñado para no ser entendido? Veinte minutos me ha llevado. ¡Qué locurón!
- He tardado cinco minutos, utilizando papel, lápiz y calculadora, y agrandando la imagen en una pantalla. Vamos, que en la tienda no lo hago...

«En la tienda no lo hago». Claro que no. Por eso vamos a hacerlo aquí.

La solución

La respuesta correcta es **0,14 % de trufa** y **3,27 % de foie**. Esas son las cantidades reales de los ingredientes destacados por el fabricante, según se desprende de la lista de ingredientes. Para entender de dónde salen estas cifras, nada mejor que ordenar la información en forma de esquema.

Lo primero, ya lo sabes, es comprender el producto. Como decíamos al inicio, estas son unas empanadillas que tienen dos partes: masa y relleno. La masa no supone mayor complicación; está hecha de harina, agua y sal, como casi todas las masas.

El relleno, en cambio, tiene muchos ingredientes. Algunos de ellos, además, son compuestos; están formados por otros. Si desmenuzamos la lista y marcamos esos ingredientes compuestos, la información nos queda organizada tal como se ve en el esquema de las páginas 180-181. Échale un vistazo antes de seguir leyendo.

Romper el bloque compacto y presentar la información de esta manera nos permite apreciar con más facilidad cuáles son los elementos del producto. Por ejemplo, vemos que los principales ingredientes del relleno son carne de pollo y col, que la sal se emplea en varias partes del relleno —y en la masa—, o que el «mousse de pato» es un ingrediente compuesto que contiene, a su vez, otros ingredientes compuestos —como el paté, la cobertura y el pato—. Sin embargo, aunque aquí hay mayor claridad que antes, no llega a ser suficiente. ¿Por qué? Porque, a primera vista, podría parecer que las empanadillas contienen un 5 % de trufa y un 4 % de *foie*. Y no es correcto.

No es correcto porque los porcentajes de la trufa y del *foie* están expresados tomando como referencia el relleno. Y el relleno es una parte de la empanadilla, no toda. En concreto, es el 55 % del producto. Por tanto, cuando leemos que hay un 5 % de «preparado de trufa», en realidad estamos leyendo que hay un 5 % de ese preparado en el relleno. O, lo que es lo mismo, que el «preparado de trufa» es un 2,75 % de la empanadilla en su totalidad. Y aquí no acaban las cuentas.

ESQUEMA DE LA ESTRUCTURA DEL PRODUCTO

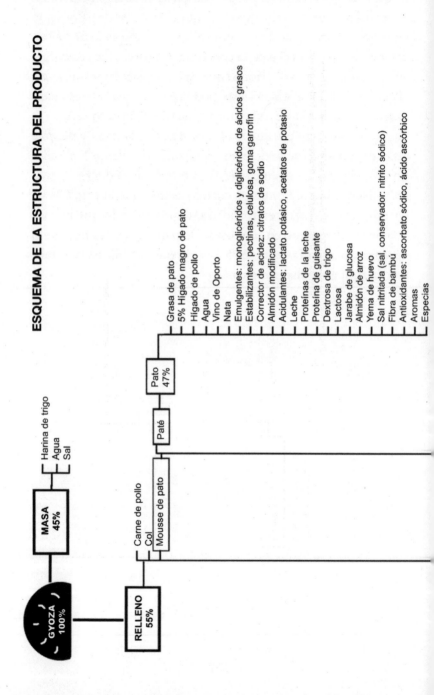

GYOZA 100%

MASA 45%
- Harina de trigo
- Agua
- Sal

RELLENO 55%
- Carne de pollo
- Col
- Mousse de pato

Paté

Pato 47%
- Grasa de pato
- 5% Hígado magro de pato
- Hígado de pollo
- Agua
- Vino de Oporto
- Nata
- Emulgentes: monoglicéridos y diglicéridos de ácidos grasos
- Estabilizantes: pectinas, celulosa, goma garrofín
- Corrector de acidez: citratos de sodio
- Almidón modificado
- Acidulantes: lactato potásico, acetatos de potasio
- Leche
- Proteínas de la leche
- Proteína de guisante
- Dextrosa de trigo
- Lactosa
- Jarabe de glucosa
- Almidón de arroz
- Yema de huevo
- Sal nitritada (sal, conservador: nitrito sódico)
- Fibra de bambú
- Antioxidantes: ascorbato sódico, ácido ascórbico
- Aromas
- Especias

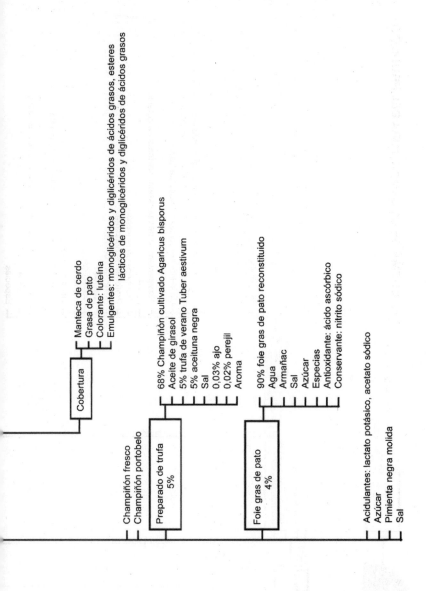

Cobertura
- Manteca de cerdo
- Grasa de pato
- Colorante: luteína
- Emulgentes: monoglicéridos y diglicéridos de ácidos grasos, ésteres lácticos de monoglicéridos y diglicéridos de ácidos grasos

- Champiñón fresco
- Champiñón portobelo

Preparado de trufa 5%
- 68% Champiñón cultivado Agaricus bisporus
- Aceite de girasol
- 5% trufa de verano Tuber aestivum
- 5% aceituna negra
- Sal
- 0,03% ajo
- 0,02% perejil
- Aroma

Foie gras de pato 4%
- 90% foie gras de pato reconstituido
- Agua
- Armañac
- Sal
- Azúcar
- Especias
- Antioxidante: ácido ascórbico
- Conservante: nitrito sódico

- Acidulantes: lactato potásico, acetato sódico
- Azúcar
- Pimienta negra molida
- Sal

ESQUEMA PARA CALCULAR LAS CANTIDADES

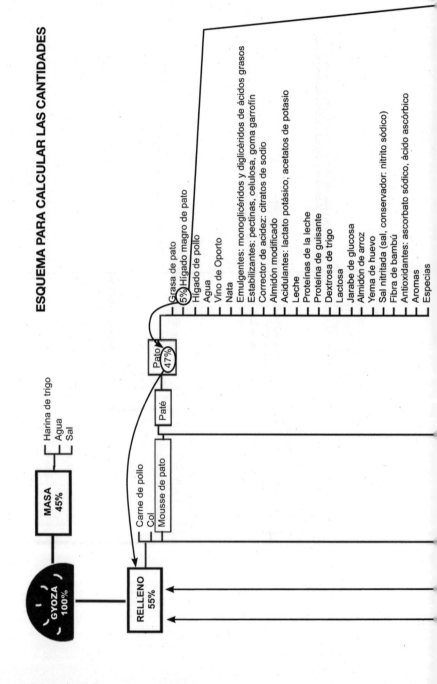

GYOZA 100%

MASA 45%
- Harina de trigo
- Agua
- Sal

RELLENO 55%
- Carne de pollo
- Col
- Mousse de pato

Paté

Pato 47%

5% Hígado magro de pato

- Grasa de pato
- Hígado de pollo
- Agua
- Vino de Oporto
- Nata
- Emulgentes: monoglicéridos y diglicéridos de ácidos grasos
- Estabilizantes: pectinas, celulosa, goma garrofín
- Corrector de acidez: citratos de sodio
- Almidón modificado
- Acidulantes: lactato potásico; acetatos de potasio
- Leche
- Proteínas de la leche
- Proteína de guisante
- Dextrosa de trigo
- Lactosa
- Jarabe de glucosa
- Almidón de arroz
- Yema de huevo
- Sal nitritada (sal, conservador: nitrito sódico)
- Fibra de bambú
- Antioxidantes: ascorbato sódico, ácido ascórbico
- Aromas
- Especias

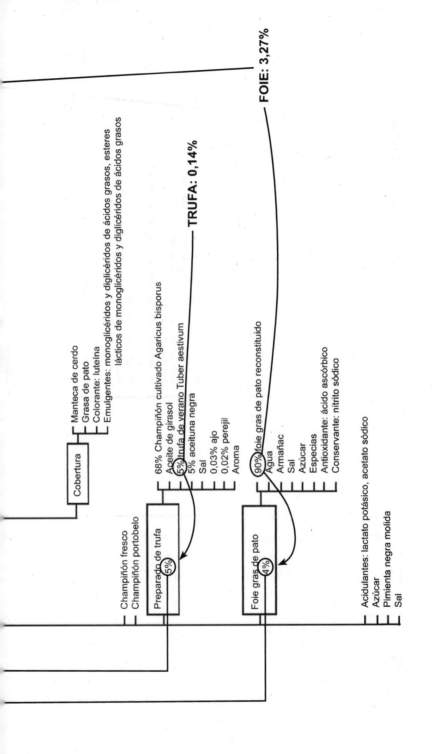

FOIE: 3,27%

TRUFA: 0,14%

Cobertura
- Manteca de cerdo
- Grasa de pato
- Colorante: luteína
- Emulgentes: monoglicéridos y diglicéridos de ácidos grasos, ésteres lácticos de monoglicéridos y diglicéridos de ácidos grasos

- Champiñón fresco
- Champiñón portobelo

Preparado de trufa 5%
- 68% Champiñón cultivado Agaricus bisporus
- Aceite de girasol
- 5% trufa de verano Tuber aestivum
- 5% aceituna negra
- Sal
- 0,03% ajo
- 0,02% perejil
- Aroma

Foie gras de pato 4%
- 90% foie gras de pato reconstituido
- Agua
- Armañac
- Sal
- Azúcar
- Especias
- Antioxidante: ácido ascórbico
- Conservante: nitrito sódico

- Acidulantes: lactato potásico, acetato sódico
- Azúcar
- Pimienta negra molida
- Sal

Como seguramente ya habrás notado, el «preparado de trufa» es un ingrediente compuesto. Está hecho de varias cosas —sobre todo, de champiñones—, y tiene solo un 5 % de trufa. Por tanto, la trufa de esta empanadilla es el 5 % del 5 % del 55 %. Es decir: **un 0,14 % del total.**

Con el *foie* sucede algo similar... aunque tiene otra particularidad, que ahora mismo veremos. Por una parte, hay un ingrediente compuesto que se llama «*foie gras* de pato», que es el 4 % del relleno y que está hecho de varias cosas; en su mayoría —90 %— de *foie gras*. Si hacemos cuentas, el *foie gras* de esta empanadilla es el 90 % del 4 % del 55 %. O sea, un 1,98 % del total. Esta sería la respuesta correcta si el fabricante hubiese destacado que su producto tiene *foie gras*. Pero lo que el fabricante destaca es el *foie*, así que a esta cantidad tenemos que añadirle algo más, porque no es lo mismo decir «*foie*» que decir «*foie gras*».

El *foie*, así, sin apellido, es hígado de pato, mientras que el *foie gras* es un hígado graso, hipertrofiado exprofeso —cebando para ello al animal—. El *foie gras* está regulado y definido por ley: no solo debe ser graso y tener un peso mínimo determinado, sino que también debe pertenecer a unas especies concretas de oca o de pato.[123] El *foie* a secas, no. Y en estas empanadillas, como decíamos antes, lo que anuncia el fabricante es *foie*, tanto en el frontal como en la denominación del producto. Por esta razón, a la cantidad de *foie gras* que hemos calculado hace un momento (1,98 %) hay que añadir el hígado magro de pato que forma parte del «mousse de pato». Es decir, hay que añadir ese 5 % del 47 % del 55 %, que viene a ser un 1,29 % del producto global. En suma, la cantidad total de *foie* —normal y *gras*— en estas empanadillas es del **3,27 %.**

La información que brinda el fabricante es correcta y está completa, pero no es fácil de comprender. No lo es para casi nadie en ningún sitio, y mucho menos para alguien que está en pleno momento de hacer la compra, carece de entrenamiento en la lectura de etiquetas y se encuentra de pie en el pasillo de un supermercado. Más allá de que este sea un caso de complejidad extrema —que lo es—, cualquier reto difícil puede ser más difícil todavía según a quién vaya dirigido y el contexto de esa persona. Por utilizar un símil deportivo, no es lo mismo correr un maratón con la indumentaria adecuada y siendo atleta profesional que hacerlo sin entrenamiento previo en un día caluroso de verano y con tacones.

La mayoría estamos en el segundo grupo: somos lectores de etiquetas *amateur*. Y, como es lógico, no hacemos ejercicios exhaustivos de este tipo. Si nos encontramos con este producto, o con cualquiera que nos plantee un extra de dificultad, lo normal es que utilicemos una aplicación nutricional que nos simplifique los datos o que tomemos grandes decisiones sin leer. Podremos decir «esto tiene demasiadas cosas, lo voy a dejar» o «esto debe ser malísimo; igual lo voy a llevar», pero acabaremos decidiendo sin tener en cuenta la totalidad de una información que está puesta ahí para nosotros.

¿De verdad está puesta ahí para nosotros? ¿Cuál es el perfil del destinatario del mensaje? ¿Qué grado de información, atención y perspicacia debe tener ese teórico consumidor medio que menciona el Reglamento 1924/2006? ¿Qué conocimientos, herramientas y condiciones de contexto deben darse para leer correctamente una lista como esta?

Cuando vamos a la compra, no disponemos de los instrumentos que hemos empleado aquí. Ni de los instrumentos ni del tiempo, que es un elemento indispensable. ¿Has tomado nota de cuánto has tardado en resolver el desafío? La mayoría de los participantes del reto online necesitaron entre quince y veinte minutos para llegar a una respuesta. Muchos eran profesionales de la alimentación y, aun así, tardaron once minutos de media, un tiempo a todas luces excesivo si lo trasladamos a una situación de compra real. Y esto no es todo, porque incluso las personas más veloces, las que acabaron en cinco minutos, fueron lentas.

Nuestras decisiones de compra en el supermercado son mucho, muchísimo, más rápidas. Según la Cátedra ShopperLab de la Universidad Complutense de Madrid[124] —un proyecto de investigación que analiza qué sentimos, observamos y experimentamos a lo largo del proceso de compra—, las personas destinamos tan solo veinticinco segundos a seleccionar un artículo de alimentación. Menos de medio minuto. La mayor parte del tiempo que permanecemos en el supermercado lo dedicamos a recorrer los pasillos. Es decir, a caminar rodeados de publicidad.

La información alimentaria nos plantea desafíos de distinto tipo en multitud de envases. Así como las caras frontales superponen la publicidad y los señuelos hasta alcanzar cierta estridencia colectiva, muchas listas de ingredientes superponen las dificultades de lectura hasta convertir las elecciones en azar y el espacio en una trampa. Letras pequeñas y palabras apretadas, ingredientes compuestos, porcentajes incalculables, referencias legales que se nos escapan...

Las *gyozas* de trufa y *foie* no son el único ejemplo de envase con información enrevesada. En el súper, las secciones de bollería y desayuno, las de comidas preparadas, postres y golosinas, y las de salsas y aderezos son auténticas minas de complejidad.

Es cierto que la información de las *gyozas* es particularmente dura por su extensión y densidad. Y, también, que hay listas sencillas, más breves, muy claras. Ahora bien, entre un extremo y el otro está el escenario habitual. Y lo habitual cuando vamos a la compra es tropezarse con un reto. Mejor dicho, con una sucesión inagotable de retos. Una yincana.

CHULETA PARA IR AL SÚPER

Esta es una página para arrancar y llevar siempre en la cartera. Contiene un resumen de los principales aspectos que hemos visto sobre qué mirar en los envases de los alimentos. No está todo —es un ayudamemoria—, pero puede ser útil en caso de duda y servirte para recordar pasos, valores y conceptos.

Lo básico

1. Dale la vuelta al envase.
2. Busca el nombre real del producto para saber qué es.
3. Mira la lista de ingredientes. Recuerda: se ordenan de mayor a menor.
4. ¿Te convencen los primeros? Verifica que se correspondan con lo sugerido en el frontal.
5. Mira la tabla de información nutricional para conocer las cantidades de azúcares, grasas, calorías y sal.

Nutrientes

- Azúcar:
  - Conviene no consumir más de 25 g diarios de azúcares libres (OMS).
  - Ojo: puede tener otros nombres.
  - «Sin azúcar añadido» puede tener azúcar. Mira la información nutricional.
  - «Reducido en azúcar» = un 30 % menos que el producto original.
- Grasas:
  - Evita los aceites vegetales «parcialmente hidrogenados». Tienen grasas trans.
  - «Reducido en grasas» = un 30 % que el producto original.

- Sal:
  - No deberíamos consumir más de 5 g al día de sal (OMS).
  - Sodio ≠ sal.
  - Sal = cantidad de sodio × 2,5.
  - Si contiene:
    - + de 1,25 g/100 g es mucha sal.
    - – de 0,3 g/100 g es bajo en sal.
    - – de 0,1 g / 100g es muy bajo en sal.
  - «Reducido en sal» = un 25 % menos que el producto original.

Tips de lectura
- Si un ingrediente se destaca con imágenes o palabras, debe figurar su cantidad. Búscala en la lista. A veces es un porcentaje mínimo.
- ¿La lista es muy larga? Mira los signos de puntuación: son la estructura y te ayudarán a entender el producto.
- Los alérgenos aparecen destacados en mayúsculas, subrayados o en negritas.
- Los aditivos se pueden poner con un código E o con nombres más amables. La ausencia de códigos E no implica ausencia de aditivos.

4

Al filo de la ley.
Del aceite sin grasas a la melva *bonita*

—… Pero la gente pasa y no sabe.

—¿No sabe qué?

—Que la casa es falsa. Es una fachada, una estructura sin techos ni interiores. Vacío. No es más que la boca de salida de una chimenea. Sirve para la ventilación y la descarga de vapores del metro regional. Y cuando uno se da cuenta, tiene la impresión de estar frente a la boca de todos los infiernos.

UMBERTO ECO, *El péndulo de Foucault*

En el instituto donde estudié había una tradición informal: el día que acababa el curso, los alumnos del último año de bachillerato hacían una guerra de agua en el patio. Era una manera divertida de cerrar un periodo y despedirse del lugar donde la mayoría había pasado muchos años, ya que el centro educativo cubría todas las etapas, empezando por la guardería. Así, justo antes de los exámenes finales, quienes estaban a punto de marcharse tenían la pequeña licencia de jugar con agua sin que eso supusiera un problema para los docentes ni conllevara sanciones para el alumnado. Aquello era un desorden acotado: había unas reglas mínimas de juego y los profesores dejaban hacer. Al cabo de una hora, el jolgorio se terminaba, el sol secaba los charcos y todo volvía a la normalidad.

En 1995 la fiesta se descontroló. Los alumnos de esa generación —un año mayor que la mía— se entusiasmaron tanto con el juego que lo llevaron más allá del patio principal. Empezaron a perseguirse con botellas grandes de agua por todo el edificio —que tenía varios pisos y ocupaba casi una manzana entera—, mojándose y mojándolo todo a su paso: pasillos, escaleras, baños, otros patios y, si no recuerdo mal, también el interior de algunas aulas. Corrían persiguiéndose o huyendo con el ímpetu de los diecisiete años, incluso por las zonas donde estaban los niños pequeños, que quedaron expuestos al peligro de recibir golpes o empujones.

Mal asunto. Los jóvenes habían transgredido los límites, las maestras se quejaron por los riesgos evidentes y la dirección tomó medidas: a partir de entonces, las guerras de agua quedaban terminantemente prohibidas. Fin de fiesta. Las sanciones, eso sí, las pagarían mi generación y las siguientes.

Un año después, cuando acabó el curso, mis compañeros y yo pedimos permiso para hacer la tradicional guerra de agua. La respuesta fue que no. Argumentamos que no habíamos tenido nada que ver con el caos del año anterior y que no era justo que nos castigaran a nosotros por el error de otras personas. La respuesta siguió siendo «no». Insistimos. Protestamos. ¿La respuesta? Una vez más, «no». Y para zanjar el tema, los tutores nos trasladaron un mensaje muy claro: «Las guerras de agua están prohibidas».

Mensaje recibido.

No podíamos hacer una guerra *de agua*, pero ¿y una guerra *de pintura*? Eso sí lo podíamos hacer… Y eso fue lo que hicimos. Despedimos nuestro año con pintura.

La batalla fue controlada y de muy baja intensidad —la hicimos en un patio pequeño y tuvimos la precaución de no manchar nada más que nuestra ropa y el suelo de ese espacio—. Cuando el tutor vino a pedir explicaciones y poner sanciones, nuestro argumento fue que no habíamos transgredido ninguna norma. Nos habían prohibido las guerras de agua, pero no habían dicho nada sobre las guerras de pintura. Técnicamente, no habíamos hecho nada mal.

Técnicamente.

Sustancialmente, sí, claro. Habíamos pervertido el espíritu de la norma valiéndonos de la formalidad. A nadie se le escapa —tampoco a nosotros entonces— que la prohibición de las guerras de agua no tenía como objetivo prohibir el uso de agua como arma arrojadiza, sino prevenir potenciales problemas evitando toda la situación. Esto es, impedir que nos arrojásemos cosas poniendo en riesgo a los niños y desatando el caos en el edificio.

Pese a todo, nos libramos del castigo. No hubo expedientes ni suspensos porque hicimos nuestra fiesta con autocontrol y de un modo más o menos responsable, y porque la argucia técnica era incontestable: si lo que querían era prohibir todo el juego, deberían haber expresado mejor las normas.

Pasillo del supermercado, año 2024. Mientras observo las estanterías atiborradas de comida fantástica, recuerdo aquel episodio de mi juventud. Recuerdo el ingenio para burlar las reglas, la impunidad resultante, lo listísima que me sentí. Y pienso, sin poder evitarlo, en los parecidos razonables con este paisaje comercial que me interpela con su incontestable argumentario de promociones. Pienso en los resquicios con afirmaciones, sugerencias u omisiones que se vislumbran entre las letras de colores.

Pienso que el diablo está en los detalles.

La comunicación en los envases alimentarios se sostiene muchas veces en unas interpretaciones legales que funcionan de un modo parecido a la que amparó aquella guerra de pintura estudiantil. Funambulismo sobre una fina línea gris. Equilibrios en la sombra. Destacar ingredientes que casi no están presentes en los productos, enriquecer imágenes hasta convertirlas en algo totalmente distinto al contenido real, emplear ciertos sinónimos en las listas de ingredientes, desviar nuestra atención hacia un nutriente tan específico como irrelevante en el marco global, apelmazar la información de valor en las zonas menos visibles de los envases, usar un tamaño de letra diminuto... Todo esto es legal, por muy desleal o indignante que nos parezca.

La comprensión de esta sutileza es hiriente: el hecho de que una práctica cumpla con la ley no siempre significa que honre el espíritu con el que esa ley fue escrita. El problema es que la intención que hay detrás de cada una de esas decisiones no se puede achacar de una forma fehaciente a la falta de ética o a la irresponsabilidad social y, por tanto, no se puede legislar. Con todo, no hay por qué conformarse con esta realidad. Aunque las intenciones no se legislen, la legislación alimentaria sí puede afinarse para que la comunicación alimentaria esté obligada a ser cada vez más responsable y más ética.

En las siguientes páginas veremos cuáles son las principales normas que regulan la información que recibimos acerca de lo que comemos y la importancia de que estas reglas existan, más allá de que se puedan —y se deban— mejorar.

REGLAS DEL JUEGO

La comida fantástica existe gracias a la creatividad de los publicistas y la credulidad de los consumidores, pero solo es posible porque la legislación alimentaria es como es. Si un producto se elabora de una determinada manera, si se llama de un modo concreto, si debe contener un mínimo de ciertos ingredientes para poder llamarse así, si sugiere cosas irreales con palabras evocadoras o si luce unos reclamos de salud en la parte frontal del envase, es porque hay unas reglas que así lo determinan o así permiten que sea.

Es importante saber que esta legislación es muy abarcativa: regula todo lo concerniente a los productos que comemos y bebemos, desde la elaboración en sí misma hasta la información y los mensajes que encontramos en los envases. Esto significa que las normas, con todo lo que permiten y todo lo que prohíben, influyen de manera decisiva en lo real y lo simbólico; en los productos que ingerimos y en cómo los percibimos y entendemos.

En otras palabras, no habría tantos ultraprocesados sacando pecho con las bondades de sus vitaminas ni tantas naves industriales preparando mermeladas artesanas de presuntas abuelas si las leyes definiesen mejor los límites de la fantasía. En paralelo, tampoco habría una fantasía alimentaria tan desbordante si sus creadores respetasen el espíritu de las leyes en lugar de aprovecharse de la ductilidad de sus límites.

Hay normas, como el Reglamento europeo 1924/2006 o el Reglamento europeo 1169/2011, que tienen un espíritu maravilloso. Aunque se aprobaron con distintos propósitos en años diferentes (2006 y 2011), estos reglamentos están muy relacionados entre sí. Cada uno, a su manera, constata nuestra vulnerabilidad ante las técnicas de comunicación alimentaria e incluye elementos para protegernos.

El espíritu del 1924/2006: un freno a las promesas de salud

El Reglamento 1924/2006 trata sobre las declaraciones nutricionales y de propiedades saludables que se hacen sobre los alimentos; esas frases que conocemos bien —porque abundan— y que van desde «bajo contenido en grasa» hasta «la vitamina B6 ayuda a disminuir el cansancio y la fatiga».

Paréntesis: ¿sabes cuál es la diferencia entre una declaración nutricional y una de propiedades saludables?

- **Una declaración nutricional** es la que afirma o sugiere que un alimento posee características nutricionales beneficiosas, como, por ejemplo, que no lleva azúcares añadidos o que tiene un alto contenido de fibra.
- **Una declaración de propiedades saludables** es cualquier afirmación que indique que consumir un determinado producto puede ser saludable, como, por ejemplo, que puede ayudar a reforzar el sistema inmunitario.

Sigamos. En este reglamento podemos leer afirmaciones notables sobre nuestro derecho a tener pleno conocimiento antes de elegir un producto y sobre la importancia de la compresión cabal de aquello que se expone en los envases. También encontramos la prohibición de explotar nuestros temores con fines comerciales, y pasajes sobre la necesidad de restringir los «falsos saludables», esto es, alimentos o bebidas que destacan un nutriente o una propiedad beneficiosa aunque globalmente sean insanos.

Tres citas al respecto:

> Es importante que las declaraciones de los alimentos puedan ser comprendidas por el consumidor y es conveniente que todos los consumidores estén protegidos de las declaraciones engañosas.

> Deben establecerse los principios generales aplicables a todas las declaraciones relativas a un alimento con el fin de garanti-

zar un elevado nivel de protección de los consumidores, dar a los consumidores la información necesaria para elegir con pleno conocimiento de causa, y crear condiciones iguales de competencia para la industria alimentaria.

La utilización de declaraciones nutricionales y de propiedades saludables no deberá referirse a cambios en las funciones corporales que pudieran crear alarma en el consumidor o explotar su miedo, tanto textualmente como a través de representaciones pictóricas, gráficas o simbólicas.[125]

Por si no fuera suficiente, este reglamento, que se aprobó en diciembre de 2006, denuncia la falta de rigor científico que había en aquel momento detrás de muchas alegaciones de ese tipo, y prohíbe expresamente utilizar declaraciones falsas, engañosas y ambiguas. De algún modo, el documento —y otros posteriores que se basan en él y lo desarrollan— se redactó para regular el cariz de las promesas y frenar lo que ya se percibía como un alud de fantasías.

Hay un dato que perfila muy bien las dimensiones de esa avalancha. Durante el año siguiente a la aprobación de esta normativa, la Comisión encargada de poner orden, sistematizar y autorizar el uso de dichas alegaciones reunió más de 44.000 declaraciones de propiedades saludables utilizadas en Europa.[126] Sí, has leído bien: 44.000. No se me ha colado ningún cero. Había miles y miles de frases como «la vitamina D contribuye al funcionamiento normal del sistema inmunitario», «las nueces ayudan a mejorar la elasticidad de los vasos sanguíneos» o «el calcio es necesario para el mantenimiento de los huesos en condiciones normales». Y hubo que repasar todo aquello para eliminar duplicaciones, ordenarlo en una lista y someterlo a la evaluación científica de la Autoridad Europea de Seguridad Alimentaria (EFSA, por sus siglas en inglés).

Fruto de aquel trabajo, seis años después se publicó el Reglamento 432/2012, que detalla cuáles son los nutrientes, sustancias, alimentos o categorías de alimentos sobre los que se pueden hacer declaraciones de salud, qué declaraciones son esas y cuáles son los requisitos mínimos exigibles para poder utilizarlas. Desde entonces, además, contamos con un registro único europeo que puede consultar cualquier persona y que se revisa periódicamente. Volveré más adelante sobre este punto.

El espíritu del 1169/2011: un impulso a la información

El otro reglamento que marcó un antes y un después en nuestra relación con los alimentos y bebidas envasados es el 1169/2011. De hecho, en la actualidad este documento es la gran referencia legal sobre la información alimentaria que se ofrece al consumidor en Europa. El porqué se aprecia desde la primera oración, la que expone con qué objetivo fue escrito:

> El presente Reglamento establece la base para garantizar un alto nivel de protección de los consumidores en relación con la información alimentaria, teniendo en cuenta las diferencias en la percepción de los consumidores y sus necesidades de información [...]. Establece los principios generales, los requisitos y las responsabilidades que rigen la información alimentaria y, en particular, el etiquetado de los alimentos.

Esta normativa, aprobada en 2011 y en vigor desde diciembre de 2014, regula qué se puede decir sobre un producto y qué no, cuáles son los datos que se deben exponer obligatoriamente en la información nutricional y de qué modo deben expresarse esos datos. Es también la que define qué son los azúcares o la fibra alimentaria, la que nos explica que si multiplicamos por 2,5 el contenido de sodio podremos conocer la cantidad de sal, o la que establece de qué manera debe redactarse una lista de ingredientes.

Este reglamento es el que obliga a detallar el porcentaje de aquellos ingredientes que se destacan en la parte frontal de los envases, el que fija qué se entiende por «cantidades significativas» de un nutriente o una sustancia para que el fabricante los pueda utilizar como reclamo, el que obliga a indicar cuál es la cantidad neta del alimento y qué fecha de caducidad o de consumo preferente tiene.

También es la normativa que acabó con la expresión genérica «aceite vegetal» para que pudiésemos conocer el tipo concreto de aceite que contienen los productos; la que dice que la información obligatoria debe estar siempre disponible y ser fácilmente accesible, y la que incluso detalla cuál es el tamaño mínimo de letra permitido para redactar la información que se nos da. En suma: es el tejido legal que sostiene gran parte de lo que hemos abordado en este libro.

Las herramientas que nos ofrece son variadas y poderosas. No obstante, la esencia de esta normativa, su verdadero espíritu, lo encontramos en el artículo 7, que se titula «Prácticas informativas leales» y dice así:

1. La información alimentaria no inducirá a error, en particular:
   a) sobre las características del alimento y, en particular, sobre la naturaleza, identidad, cualidades, composición, cantidad, duración, país de origen o lugar de procedencia, y modo de fabricación o de obtención;
   b) al atribuir al alimento efectos o propiedades que no posee;
   c) al insinuar que el alimento posee características especiales, cuando, en realidad, todos los alimentos simila-

res poseen esas mismas características, en particular poniendo especialmente de relieve la presencia o ausencia de determinados ingredientes o nutrientes;

d) al sugerir, mediante la apariencia, la descripción o representaciones pictóricas, la presencia de un determinado alimento o ingrediente, cuando en realidad un componente presente de forma natural o un ingrediente utilizado normalmente en dicho alimento se ha sustituido por un componente o un ingrediente distinto.

2. La información alimentaria será precisa, clara y fácil de comprender para el consumidor.

3. Salvo excepciones previstas por la legislación de la Unión aplicable a las aguas minerales y productos alimenticios destinados a una alimentación especial, la información alimentaria no atribuirá a ningún alimento las propiedades de prevenir, tratar o curar ninguna enfermedad humana, ni hará referencia a tales propiedades.

4. Los apartados 1, 2 y 3 también se aplicarán a:

a) la publicidad;

b) la presentación de los alimentos y, en especial, a la forma o el aspecto que se les dé a estos o a su envase, al material usado para este, a la forma en que estén dispuestos así como al entorno en el que estén expuestos.

Vamos a tomarnos un respiro porque, después de haber visto todo lo que hemos visto, es probable que esto te haya hecho muchísimo ruido. ¿Cómo es posible que existan tantos ejemplos de comida fantástica, de ultraprocesados gráficos, de asteriscos con disculpas o de envases con ingredientes destacados que casi no están presentes en los productos de verdad cuando existe una norma que prohíbe claramente que esto ocurra? ¿Cómo puede ser que haya tantos productos engalanados al punto de abrir un abismo entre lo que son y el modo en que se muestran?

Hay más de una respuesta para esto.

MANERAS DE SORTEAR UNA MURALLA

Si pensamos en la legislación como una muralla, también podemos imaginar distintas maneras de franquearla. Por ejemplo, está la opción del asedio para intentar romperla o derribarla. Esto se ve en las batallas legales, en los arietes que golpean las puertas de los despachos, en las presiones para debilitar o quitar ciertas normas, y en la diferencia entre lo que se quiere aprobar y lo que finalmente se aprueba. Lo hemos visto con los etiquetados frontales en otros países del mundo, y también lo vemos con las bebidas alcohólicas en Europa: el Reglamento 1169/2011, con todo lo bueno que es, dispone de manera expresa que las bebidas con un grado alcohólico superior a 1,2 % no están obligadas a ofrecer la información nutricional ni la lista de ingredientes.

Por otra parte, está la opción del incumplimiento legal: empresas cuyos productos se saltan las normas como si tuvieran una pértiga para pasar por encima de los muros. Esto ocurre cuando las sanciones no son muy frecuentes ni muy duras, porque engañar a los consumidores sale a cuenta.

Un ejemplo muy conocido lo encontramos en 2010, cuando la empresa de lácteos Dannon Co. —filial estadounidense de Danone— fue condenada a pagar 21 millones de dólares en Estados Unidos por exagerar las propiedades saludables de su yogur Activia y de la bebida láctea DanActive.[127] El castigo puede parecer ejemplarizante —y la cifra, elevada—, hasta que le damos contexto. Como apunta Miguel Ángel Lurueña en su libro *Que no te líen con la comida*, «durante ese mismo año la empresa facturó unos 515 millones de dólares tan solo con la venta de ese yogur líquido, así que parece que hacer trampas le resultó rentable».

Sobre la ausencia de sanciones a la medida de los infractores y lo difícil que resulta incluso llevar estos asuntos a la Justicia también reflexiona con ironía el investigador Raj Patel en su libro *Obesos y famélicos*:

> No es sorprendente que la frontera entre las actividades legales e ilegales en el sistema de producción de alimentos sea borrosa, y que el abismo entre la ley y la práctica a veces sea tan vasto que algunas empresas caen en él. Cuando las causas llegan al juzgado, no es por haber robado unos lápices del armario de artículos de papelería.

Otra manera de sortear la muralla es echar mano de las interpretaciones legales. Esto es lo más frecuente. Hay empresas que buscan los resquicios para atravesar la solidez de la ley con la misma habilidad y eficacia que tiene el agua para encontrar las grietas en los muros. Aquí es donde está la zona gris, esa que ampara el contorsionismo y los tecnicismos imprescindibles para escurrirse entre la rigidez de las normas. Unas normas que, como también leemos en el Reglamento 1169/2011, están ahí para cuidarnos:

> La información alimentaria facilitada perseguirá un nivel de protección elevado de la salud y los intereses de los consumidores, proporcionando una base para que el consumidor final tome decisiones con conocimiento de causa y utilice los alimentos de forma segura, teniendo especialmente en cuenta consideraciones sanitarias, económicas, medioambientales, sociales y éticas.

Cuando una lee esto y lo enmarca en el paisaje alimentario actual comprende que algo tiene que cambiar para poner freno a las prácticas desleales de la industria. No solo porque afectan a la salud de la población y a la libertad individual de las personas, sino también porque estos engaños generan desconfianza y recelo hacia la industria en su totalidad. Estas prácticas, cuando se descubren, nos empujan a pensar que todos los fabricantes son iguales, que todos mienten, y eso es injusto con las empresas que son honestas, que trabajan respetando a sus clientes y honrando la legalidad.

Los incumplimientos legales y las interpretaciones torticeras que vemos en tantos envases de alimentos y bebidas sugieren que la competencia no siempre es leal, que las sanciones son demasiado blandas y los controles, insuficientes. Evidencian que la ley, como toda construcción humana, necesita revisiones periódicas y mejoras. Y señalan que aún nos queda mucho por hacer.[128]

En paralelo, la existencia de las trampas refrenda la importancia de que existan las normas. Porque, pensémoslo un momento, ¿qué sería de nosotros sin ellas? ¿Hasta dónde podría llegar la fantasía? Si le damos rienda suelta a la imaginación, los fabricantes podrían llegar a vendernos sueños enlatados, maravillas en polvo, cajas de promesas y otras cosas imposibles.

Todo esto ya sucede, por supuesto. Ahí están, entre otras fantasías, las ensaladillas de cangrejo sin cangrejo, la comida insana con logotipos sanitarios, los productos industriales caseros, la bollería revestida de vitaminas o las baratijas ultraprocesadas promocionadas por cocineros top. Sin embargo, la ausencia de un marco legal facilitaría que los casos fuesen más burdos y numerosos todavía. La tendencia ilusoria podría desparramarse hasta alcanzar la paradoja o el contrasentido. Por ejemplo, ¿qué te parecería encontrar un azúcar sin carbohidratos? O, mejor aún, un aceite de oliva sin grasas ni calorías. Un aceite «zero». ¿Demasiado?

¿Y si te digo que este producto ya existe?

El asombroso caso del aceite sin grasas ni calorías

El aceite de oliva es una grasa vegetal. No es que *tenga* algo de grasa, lo *es*. En 100 gramos de aceite hay 100 gramos de grasa. Y, como cada gramo de grasa aporta 9 kcal, en 100 gramos de producto hay 900 calorías. Este alimento deja poco margen para la fantasía o las dudas: todo en él son grasas; por tanto, contiene una importante cantidad de energía. Así, si estás en España —u otro país de la Unión Europea— y le das la vuelta a una botella de aceite de oliva virgen en busca de la información nutricional, deberías ver algo como esto:[129]

INFORMACIÓN NUTRICIONAL

VALORES NUTRICIONALES MEDIOS	Por 100 g
Valor energético	3768 kj / 900 kcal
Grasas	100 g
De las cuales saturadas	13 g
Hidratos de carbono	0 g
De los cuales azúcares	0 g
Proteínas	0 g
Sal	0 g

Ahora bien, si estás en un país que no pertenece a la Unión Europea, podrías encontrar algo distinto. Y no me refiero solo a la estética. Podría ocurrirte lo que les pasó a unos amigos durante un viaje a Estados Unidos, que fueron al súper en busca de aceite de oliva y encontraron uno que tenía cero grasas y cero calorías.

El producto venía en una botellita de cinco onzas líquidas —unos 148 g— con un dosificador en espray. Era el típico aceite en aerosol que se usa para cocinar en el horno o en las freidoras de aire. Tenía solo dos ingredientes: aceite de oliva virgen extra y lecitina de soja, aunque este último no aparecía en la parte frontal. Allí solo se destacaba la marca, que el aceite de oliva era orgánico y la ausencia de conservantes. Nada más. Todas armas de seducción conocidas.

La fantasía inesperada, sin embargo, estaba al otro lado del envase, en la tabla de información nutricional. Sorprendentemente, los valores tenían más ceros a la derecha que la cuenta bancaria de Bill Gates.

Nutrition Facts

540 servings per container
Serving size 1/3 second spray (0.25g)

Amount Per Serving

Calories	**0**

	% Daily Value*
Total Fat 0g	0%
Sodium 0mg	0%
Total Carbohydrate 0g	0%
Total Sugars 0g	
Includes 0g Added Sugars	0%
Protein 0g	0%

Not a significant source of cholesterol, vitamin D, calcium, iron, and potassium

*The % Daily Value (DV) tells you how much a nutrient in a serving of food contributes to a daily diet. 2,000 calories a day is used for general nutrition advice.

¿Cómo es posible que ese producto no tuviera calorías? ¿Cómo se explica una grasa sin grasa? La respuesta está en la ración que, en este caso, es la medida que se toma como referencia para calcular los valores de los nutrientes. En Estados Unidos, a diferencia de la Unión Europea, los fabricantes no están obligados a detallar la información nutricional por cada 100 ml o 100 g de producto. Allí pueden hacerlo tomando como referencia lo que nos aporta una ración de producto. Esto significa que pueden utilizar una medida arbitraria, pues el tamaño de la ración está definido por el propio fabricante.

¿Qué tamaño tenía la porción en este caso? Bueno..., más que de tamaño, habría que hablar de velocidad porque la medida de la ración de este aceite era —y es— un tercio de segundo. Repito: un tercio de segundo. El disparo más rápido del oeste, perfecto para el *spaghetti western*. Lo leemos al comienzo de la tabla, donde pone *serving size ⅓ second spray*, seguido por su equivalente estimado en peso: 0,25 gramos.

Lógicamente, una medida tan pequeña como esta permite que una botella similar a la de una colonia barata tenga más capacidad que el bolso de Mary Poppins: según el fabricante, el envase contiene ¡540 raciones! A su vez, esas raciones dan como resultado unos valores nutricionales insignificantes. Tan ínfimos e irrelevantes que se pueden redondear en ceros.

Nunca imaginé que escribiría algo como esto, pero mensurar una porción de comida con unidades de tiempo permite crear —y vender— una grasa sin grasa ni energía. Tiene gracia que la marca de este aceite sea *Organic Simple Truth* —en español, «simple verdad orgánica»—, cuando lo que se hace en el apartado de información nutricional es retorcer las posibilidades del tiempo y el espacio para presentar algo tan absurdo como cierto.

Melva en conserva: un bonito misterio

Las normas, aunque imperfectas, evitan muchas trampas, limitan todo tipo de ocurrencias y reducen el calibre de las mentiras.

Pero, a veces, por su propia complejidad, también pueden generar confusión y hacernos pensar que hemos sido víctimas de un engaño cuando no es así. Esto sucede porque la legislación alimentaria es un intrincado conjunto de reglas. Para cualquier persona que no sea experta en derecho o que no se dedique a desarrollar y comercializar productos alimenticios, las «leyes del comer» son un laberinto de disposiciones que se remiten unas a otras, que sufren modificaciones con el tiempo, que incorporan nuevos elementos o que derogan una parte o la totalidad de las anteriores. En síntesis, un lío.

Una de las cosas que favorecen esta situación es que, aparte de haber normas que son muy abarcativas, hay otras que son tremendamente específicas. Tan específicas que su propia existencia es desconocida para el grueso de la población, incluidos los profesionales de la salud y, desde luego, los periodistas. Esta peculiaridad origina que, cuando vemos algo raro en los envases, nos cueste distinguir qué clase de anomalía tenemos delante: ¿se trata del aprovechamiento de un vacío legal, de una argucia técnica, de una ilegalidad o de la aplicación estricta de una norma poco conocida? El caso de la melva y el bonito es un gran ejemplo de esto último.

Otoño de 2021, noche fría, televisión. Es martes, 2 de noviembre, y La Sexta emite un nuevo episodio del programa *¿Te lo vas a comer?*, que presenta el cocinero Alberto Chicote. El programa, que indaga sobre los procesos de alimentación y consumo y ya va por su quinta temporada, dedica el capítulo de esa noche a un presunto fraude en las conservas de pescado.[130] Al parecer, en España se venden conservas de atún y bonito que, o bien contienen otras especies más económicas —como la melva—, o bien contienen ejemplares de la especie anunciada, pero de menor calidad. Por ejemplo, hay una que se vende como «bonito del norte», dando a entender que procede del Cantábrico, cuando en realidad se pesca en aguas del hemisferio sur mediante la técnica de arrastre.

A lo largo del episodio, Chicote conversa con todas las partes implicadas: desde la Federación de Cofradías de Pescadores de Guipúzcoa, que denuncia estos engaños, hasta las propias empresas a las que se acusa de fraude. A su vez, la producción del programa envía varias muestras de conservas a un laboratorio del Consejo Superior de Investigaciones Científicas (CSIC) para analizar su contenido. Los resultados del estudio confirman las sospechas: dos de las ocho muestras no llevan el mismo producto que dice su etiqueta. Y sí, hay conservas de bonito que no contienen bonito sino melva.

La repercusión del programa es inmediata, tanto en las redes sociales como en la prensa, que no tarda en hacerse eco del asunto. En los días posteriores a la emisión del capítulo, diversos periódicos recogen el engaño de la melva.[131] También hay personas que, al enterarse, revisan las conservas de bonito de otras marcas para leer las etiquetas y descubren que, efectivamente, lo que muestra el programa es verdad. Incluso hay alguna conserva que anuncia «lomos de bonito» con letras bien grandes en la parte frontal, pero en los ingredientes detalla que el pescado es *Auxis thazard*, que es el nombre científico de la melva. Como es natural, el enojo y la indignación son los sentimientos dominantes: a nadie le gusta que le mientan.

Con estos elementos sobre la mesa, la conclusión parece bastante obvia: existen conserveras que dan «gato por liebre» y todo apunta a la ilegalidad. Sin embargo —y aquí viene el giro argumental—, es mejor andarse con cautela porque, por muy inverosímil e inexplicable que parezca, vender melva en conserva como si fuera bonito es legal. Tan legal que hay un reglamento que permite hacerlo, con todas las letras.

El reglamento en cuestión es el 1536/92, un documento de alcance comunitario que se aprobó hace más de treinta años, cuando todavía hablábamos de Comunidad Económica Europea (CEE), internet estaba en pañales y nuestra moneda compartida, el euro, era aún un proyecto sin nombre. Este reglamento, que no se ha modificado nunca, establece las normas comunes para la comercialización de conservas de atún y de bonito, y detalla en sus anexos qué especies se pueden vender con esas denominaciones.[132] Y resulta que hay tres tipos de pescado que pueden llamarse bonito: los del género *Sarda*, los del género *Euthynnus* (excepto la especie *Euthynnus pelamis*) y los del género *Auxis*, incluida de forma explícita la melva.

¿Qué probabilidades hay de saber esto sin ser experto en la materia? Muy pocas. «La legislación a veces tiene sorpresas», explica Roberto Delgado, director de los laboratorios Labyc, que es una empresa especializada en seguridad alimentaria y, más concretamente, en el sector de la conserva. «Una cosa es *bonito* y otra, *bonito del norte*», añade antes de mencionar la normativa. En efecto, mientras el bonito del norte solo puede ser *thunnus alalunga*, el bonito a secas puede ser *Sarda*, *Euthynnus* o *Auxis*.[133] Si él no me lo hubiese enseñado, es muy difícil que lo hubiera descubierto por mi cuenta.

Hay reglamentos tan específicos que cuesta imaginar que existan. El caso del bonito y la melva es muy interesante porque evidencia el nivel de especificidad y concreción que puede alcanzar la legislación alimentaria en Europa. Este ejemplo —igual que otros, como el del *foie gras* y el *foie* que hemos visto al desmenuzar las empanadillas— muestra lo complicado que resulta conocer a fondo todas las reglas que gobiernan los alimentos, y esto vale tanto para los consumidores como para los pequeños productores, que a veces incumplen las normas por desconocimiento, pero no por mala fe.

Por supuesto, los errores siempre deben corregirse —y castigarse cuando sea necesario—, pero es justo señalar que no todas las irregularidades obedecen a un oscuro propósito. Parafraseando el principio de Hanlon:[134] no hay que atribuir a la maldad lo que se explica adecuadamente por la ignorancia. Si dejamos a un lado a las grandes multinacionales, que cuentan con todo tipo de recursos económicos y legales, hay fabricantes que se esmeran en hacer las cosas bien y no siempre lo logran. Eso sí, este matiz no puede ser un salvoconducto para abrazar el ilícito o la alegalidad. Vender un producto simulando una calidad superior a la que en realidad tiene, ocultar información relevante sobre él o presentarlo como si fuera beneficioso para la salud cuando no lo es, afecta al bolsillo de las personas, pulveriza su libertad de elección y secuestra su derecho a cuidarse.

Los errores, con independencia de su causa, siempre tienen consecuencias. Para las empresas son económicas o legales; para la población son, sobre todo, sanitarias. Esta es la gran diferencia. No es lo mismo pagar una multa y retomar la actividad que ser víctima de un engaño y, además, enfermar. Es verdad que el desconocimiento de la ley no exime de responsabilidad a los fabricantes, pero también es cierto que el desconocimiento de los datos no libra a los consumidores del perjuicio. Y aquí está el corazón del problema, que la ignorancia se paga a precios distintos: las empresas tienen más posibilidades que las personas de seguir funcionando con buena salud tras *errar*.

MANERAS DE CONSTRUIR UN CASTILLO

La legislación no es infalible. Hay cauces para burlarla a pesar de su robustez. Ahora bien, cuando el objetivo es presentar los productos como algo mejor de lo que son en realidad, hace falta algo más que franquear la muralla de la ley. También hay que construir castillos en donde reine la fantasía.

Muchas veces, son castillos en el aire; construcciones simbólicas con escasa o nula consistencia, como algunos que hemos visto entre las armas de seducción. Por sus pasillos desfilan los nombres sugerentes, las procedencias evocadoras, los diseños cuidados de envases, los prestigios ajenos o las palabras que nos conquistan aunque carecen de significado legal. «Energy», «artesanal», «mediterráneo», «de la abuela», «BienStar»... Su atractivo es etéreo.

Otras veces lo que se construye son castillos encantados, hogares para ingredientes fantasma. En ellos siempre flotan los aromas y hay misterios por resolver. Hay pasadizos gramaticales, mágicos números con acertijos y puertas escondidas detrás de cada asterisco. Aquí están los perfumes de jamón, la mantequilla que nos distrae de la grasa de palma, los porcentajes incalculables, los aditivos con sinónimos amables o los productos sin azúcar añadido que, sin embargo, tienen grandes cantidades de azúcar. En estas estructuras domina el ilusionismo. No todo lo que vemos es lo que parece ser.

Y hay un tercer tipo de castillos: los castillos fortaleza, sólidos y consistentes como el alcázar de Segovia. Estos son los más inquietantes y peligrosos porque las maravillas de las que presumen sí tienen asidero legal. Como veremos a continuación, para la construcción de estos castillos es la propia legislación la que pone la argamasa y las piedras.

Catálogo de maravillas

Al comienzo de este capítulo veíamos el Reglamento 1924/2006, que se creó para acotar las declaraciones nutricionales y de propiedades saludables que se hacen sobre los alimentos. En 2006 había miles y miles de frases con promesas de todo tipo dando vueltas por Europa en los envases alimentarios y era necesario regular esas afirmaciones, tanto por su asombrosa cantidad como por la ausencia de evidencia científica en muchas de ellas.

Esto se sustanció unos años después con la publicación del Reglamento 432/2012, que aborda uno de los varios tipos de declaraciones posibles y recoge en detalle cuáles son esas afirmaciones y en qué condiciones concretas se pueden hacer. El documento contiene una tabla que las compila y, para poder figurar en ella, el principal requisito es que las aseveraciones deben estar científicamente comprobadas. La institución que verifica este aspecto es la Autoridad Europea de Seguridad Alimentaria (EFSA): sus dictámenes sirven de base para que la Comisión Europea y los Estados miembros decidan si autorizan o no el uso de esas declaraciones. Así, cuando leemos en un envase que algún elemento de su contenido «ayuda a disminuir el cansancio y la fatiga» o que «contribuye a reducir una flatulencia excesiva después de comer» es porque las afirmaciones están recogidas en un documento legal y han pasado por todos estos filtros y controles.

El Registro de Declaraciones de Propiedades Saludables[135] es un documento vivo. Esto significa que se actualiza a medida que se presentan y aprueban nuevas declaraciones. Desde que se creó, en 2012, se ha modificado al menos una decena de veces,[136] lo cual es indicativo del interés que hay en usar este tipo de reclamos para promover el consumo de bebidas y alimentos. Hoy, las declaraciones autorizadas no llegan a trescientas, un conjunto sin duda más abarcable que aquellas 44.000 iniciales, aunque no precisamente pequeño. De manera legal, existen doscientas sesenta y dos declaraciones de propiedades saludables permitidas,[137] a las hay que agregar una treintena de declaraciones nutricionales.[138] En total, doscientas noventa y dos opciones para sugerir que un producto es saludable. Si estuviésemos delante de un muestrario de pinturas o de telas, la paleta de colores y texturas sería amplísima.

En este muestrario hay muchas posibilidades de elección para maquillar y vestir los productos que comemos o bebemos.

Y, además, hay matices. Del mismo modo que en un catálogo de pinturas existen varios tipos de verdes, rojos o azules, en la tabla de declaraciones saludables hay varias propiedades para un mismo nutriente. Pongamos, por ejemplo, el calcio. Si un producto es fuente de calcio, ¿qué mensajes se pueden lanzar sobre él? Según la ley, todos estos:

- El calcio contribuye a la coagulación sanguínea normal.
- El calcio contribuye al funcionamiento normal de los músculos.
- El calcio contribuye al metabolismo energético normal.
- El calcio contribuye al funcionamiento normal de la neurotransmisión.
- El calcio contribuye al funcionamiento normal de las enzimas digestivas.
- El calcio contribuye al proceso de división y diferenciación de las células.
- El calcio es necesario para el mantenimiento de los huesos en condiciones normales.
- El calcio es necesario para el mantenimiento de los dientes en condiciones normales.

Es decir, basta con que un producto contenga 120 mg de este mineral por cada 100 g —o 60 mg en el caso de las bebidas— para que en su envase podamos leer cualquiera de estas afirmaciones. Unas frases que, convenientemente acompañadas de un nombre artístico, unas ilustraciones y un asterisco, nos pueden hacer pensar que ese producto es mucho mejor de lo que es. Incluso nos pueden convencer de que es necesario para mejorar nuestra dieta.

Así, unas barritas de cereales o unas galletas que destacan que son fuente de calcio, que nos muestran un personaje levantando pesas en el frontal, que se llaman «Fuerza» y que dicen ser buenas para los músculos nos acaban pareciendo una mejor opción que un simple puñado de almendras. Y eso que en 100 g de almendras hay 250 mg de calcio.[139]

Por otra parte, como hay algu159nas declaraciones que se centran en la reducción del riesgo de enfermedad, también se puede decir que «el calcio contribuye a reducir la desmineralización ósea en mujeres posmenopáusicas. Una densidad mineral ósea baja es un factor de riesgo de fracturas óseas osteoporóticas». En este caso, eso sí, el contenido debe ser mayor. Como indica la ley, el producto debe contener «400 mg de calcio por porción cuantificada. Se informará al consumidor de que la declaración está dirigida específicamente a las mujeres a partir de cincuenta años y de que el efecto beneficioso se obtiene con una ingesta diaria de al menos 1.200 mg de calcio de todas las fuentes».

Magia.

Por supuesto, también podría ocurrir que el fabricante de esas mismas barritas o galletas eligiese otra afirmación de la lista y les buscase un nombre y un diseño acordes, o que añadiese otro mineral o alguna vitamina para aumentar sus opciones a la hora de estampar reclamos en el envase. Por ejemplo, puede agregarles 0,21 mg de vitamina B6 por cada 100 g, y entonces tendría a su disposición una bandeja con diez cualidades nuevas:

- La vitamina B6 contribuye al metabolismo energético normal.
- La vitamina B6 contribuye al funcionamiento normal del sistema nervioso.
- La vitamina B6 contribuye a la función psicológica normal.
- La vitamina B6 contribuye a la síntesis normal de la cisteína.
- La vitamina B6 ayuda a regular la actividad hormonal.
- La vitamina B6 contribuye al metabolismo normal de la homocisteína.

- La vitamina B6 contribuye al metabolismo normal de las proteínas y del glucógeno.
- La vitamina B6 contribuye a la formación normal de glóbulos rojos.
- La vitamina B6 contribuye al funcionamiento normal del sistema inmunitario.
- La vitamina B6 ayuda a disminuir el cansancio y la fatiga.

¿Así de fácil? Así de fácil. Impresiona comprender que un reglamento que nació como un freno a las promesas funciona hoy como una cantera de piedras para construir castillos de ensueño. ¿La situación actual es mejor que la que había antes de la normativa? Sin duda, pero eso no quiere decir que sea buena. En absoluto. ¿Sabes por qué? Porque la condición esencial para poner en marcha el Reglamento 1924/2006 y poder utilizar estas declaraciones de propiedades saludables era que se establecieran unos perfiles nutricionales antes de 2009. Es decir, debía crearse una clasificación de productos alimenticios para determinar cuáles podrían utilizar las declaraciones y evitar que los que fuesen malsanos pudiesen hacerlo.[140] Como estamos viendo aquí, esto nunca se concretó.

Quince años de incumplimiento de ese mandato obligatorio han convertido a un reglamento que tenía un espíritu muy noble en un bufet libre de promesas vacías. Estoy segura de que en pocos minutos se te ocurren muchas maneras de explotar de forma comercial las ideas que aparecen en la lista. La del sistema inmunitario, la de la función psicológica y la del cansancio y la fatiga son especialmente golosas. Ahora imagina estas opciones sobre la mesa de un publicista. Sin perfiles nutricionales que restrinjan el uso de esta herramienta, cualquier alimento puede llevar declaraciones, aunque sea un desastre para la salud. Cualquier empresa alimentaria puede buscar un componente o nutriente que tenga aprobada una declaración y añadirlo en la cantidad requerida para sugerir una condición saludable en un producto que no lo es.

Lo que era un límite a la fantasía se ha transformado en un catálogo de maravillas, el sueño dorado de cualquier fabricante de ilusiones... y la pesadilla de los consumidores.

Crea tu propio alimento fantástico (sin saltarte la ley)

La fantasía alimentaria se construye. Así como los productos envasados se elaboran siguiendo unas recetas, las imágenes y los mensajes que relucen en el exterior también se *cocinan*; y, por cierto, con esmero y atención. En este libro hemos visto varias estrategias que usan las empresas para ello. ¿Qué tal si ahora lo hacemos nosotros para probar cómo es? Te propongo convertir un alimento normal en un producto de fantasía utilizando lo que tenemos: ingredientes cotidianos, conocimiento y creatividad.

Para hacer este ejercicio puedes usar cualquier preparación que conozcas y te guste, desde una tarta de galletas o un zumo hasta una pizza o un pudin de pescado. Yo he elegido una receta que hacía mi madre porque es fácil, rica y me recuerda a mi infancia: *scones* de queso, unos panecillos de origen inglés que van muy bien para la hora de la merienda. El objetivo es transformarlos en un producto comercial con ingredientes apreciados, un halo de calidad y, por supuesto, apariencia saludable.

El primer paso para crear un alimento de fantasía es conocer el alimento de verdad. ¿Cómo es el tuyo? Sin valorar a fondo sus ingredientes ni entrar aún en cuestiones nutricionales, ¿qué cosas buenas podrías decir sobre él? En el caso de los *scones*, yo destacaría el aspecto tradicional. Usaría expresiones como receta «familiar», preparación «artesana» o al estilo «de la abuela», aprovechando que la receta me la dio mi madre y es muy clásica. Además, como los *scones* se hornean, elegiría imágenes del producto que transmitiesen calidez —con tonos amarillos y ocres—, diseñaría un envase con motivos que reforzasen la percepción de elaboración artesana —como un estampado de mantel a cuadros o el fondo de una cocina doméstica— y le pondría un nombre de fantasía acorde a todos estos conceptos; por ejemplo, «Caseritos».

Las evocaciones son poderosas. Y, al mismo tiempo, son comodines intercambiables. Cualquiera de las expresiones anteriores se corresponde con la estrategia de las palabras huecas y el papel que desempeñan los envases que veíamos en el capítulo 2. La prueba es que puede decirse exactamente lo mismo sobre una gran cantidad de productos, ya sea una pizza, un cocido, unas galletas o, quizá, el alimento que has elegido tú. ¿Lo tienes ya? Vamos entonces con el siguiente paso.

Para diferenciarnos de la competencia, debemos concretar más. Tenemos que saber bien qué tiene, qué le falta y qué se le podría agregar o quitar para mejorar su representación en el frontal. Aunque el producto real y su versión mejorada son cosas diferentes —a veces, extremadamente distintas—, siempre dialogan entre sí. Lo que se construye fuera está ligado a lo que hay dentro. Y lo que hay dentro es nuestro punto de partida. En mi caso, el producto real es así:

Scones de queso

Ingredientes:	
• 300 g de harina de trigo • 16 g de polvo de hornear • 6 g de sal • 75 g de queso rallado • 55 g de mantequilla • 120 ml de leche	Peso total: 572 gramos

Conocer los ingredientes y sus cantidades es fundamental para lo que sigue. ¿Hay alguno cuya presencia destaque en tu alimento o que sea más atractivo que los demás? Aquí el principal, en peso, es la harina, pero me convendría destacar la mantequilla y el queso, puesto que ambos son ingredientes apreciados. Y, si quisiera incidir más en este aspecto, podría utilizar mantequilla de Soria o queso parmesano, ya que ambos cuentan con Denominación de Origen Protegida (DOP). Los ingredientes de calidad diferenciada siempre ayudan a consolidar la idea de nobleza en un producto, con independencia de su perfil nutricional. Piensa si podrías utilizar alguno con DOP o IGP en el tuyo.

Con esto ya tenemos buenos elementos para sacar nuestro producto al mercado; sin embargo, todavía podemos mejorar su presentación comercial valiéndonos de las normas. Aunque parezca un contrasentido, el principal elemento para cimentar una ilusión suele ser algo tan material como la legislación alimentaria. No hay nada como disponer de un catálogo de «maravillas autorizadas» para elegir y combinar los mejores atuendos y colores.

¿Cuáles podemos usar en esta fase? Para saberlo, prestaremos atención a los principales ingredientes y consultaremos la Base de Datos Española de Composición de Alimentos (BEDCA) en busca de sus cualidades nutricionales. Si tu producto lleva frutas, legumbres, verduras, carne, pescado o lácteos, tienes grandes probabilidades de encontrar nutrientes para destacar. En mis Caseritos, que llevan tres ingredientes lácteos, el gran candidato es el calcio. Por tanto, buscaré cuánto calcio tienen esos ingredientes y calcularé, con simples reglas de tres, el contenido de este mineral en mi producto. La base de datos, por cierto, se puede consultar desde aquí:

Base de Datos Española de Composición de Alimentos (BEDCA).

	Cantidad de ingrediente en la receta de Caseritos	Contenido de calcio por cada 100 g o 100 ml de ingrediente (según la BEDCA)	Cantidad de calcio en la receta de Caseritos (aplicar regla de tres)
Mantequilla	55 g	15 mg por cada 100 g	8,25 mg
Leche	120 g	124 mg por cada 100 ml	148,8 mg
Queso parmesano	75 g	1275 mg por cada 100 g	956,25 mg
		Cantidad total de calcio en la receta (572 g de Caseritos)	1.113,3 mg
		Cantidad de calcio en 100 g de Caseritos (aplicar regla de tres)	194,63 mg

La masa de mis Caseritos, que pesa 572 g, contiene 1.113,3 mg de este mineral. O, lo que es lo mismo, en 100 g de Caseritos hay 194,63 mg de calcio. ¿Esto es mucho o es poco? ¿Alcanza esta cantidad para poder destacarlo en el envase? La respuesta hay que buscarla en el Reglamento europeo 1169/2011, que recoge en sus anexos una lista con las cantidades mínimas de nutrientes para poder usar las declaraciones de propiedades saludables.

La legislación establece cuáles son los valores nutricionales de referencia (VNR) para cada elemento y determina qué porcentaje de esos valores deben contener los productos para poder considerarse «cantidad significativa». Podemos ver la lista aquí mismo, con el cálculo ya hecho para alimentos y bebidas.

Elemento	VNR	Cuánto debe haber en 100 g o en 100 ml para ser una «cantidad significativa»	
		Alimentos (15%)	Bebidas (7,5%)
Vitamina A (µg)	800	120	60
Vitamina D (µg)	5	0,75	0,375
Vitamina E (mg)	12	1,8	0,9
Vitamina K (µg)	75	11,25	5,625
Vitamina C (mg)	80	12	6
Tiamina (mg)	1,1	0,165	0,0825
Riboflavina (mg)	1,4	0,21	0,105
Niacina (mg)	16	2,4	1,2
Vitamina B6 (mg)	1,4	0,21	0,105
Ácido fólico (µg)	200	30	15
Vitamina B12 (µg)	2,5	0,375	0,1875
Biotina (µg)	50	7,5	3,75
Ácido pantoténico (mg)	6	0,9	0,45
Potasio (mg)	2.000	300	150
Cloruro (mg)	800	120	60

Calcio (mg)	800	120	60
Fósforo (mg)	700	105	52,5
Magnesio (mg)	375	56,25	28,125
Hierro (mg)	14	2,1	1,05
Zinc (mg)	10	1,5	0,75
Cobre (mg)	1	0,15	0,75
Manganeso (mg)	2	0,3	0,15
Fluoruro (mg)	3,5	0,525	0,2625
Selenio (µg)	55	8,25	4,125
Cromo (µg)	40	6	3
Molibdeno (µg)	50	7,5	3,75
Yodo (µg)	150	22,5	11,25

No sé qué elemento habrás buscado para destacar en tu producto... ¿Vitamina C? ¿Hierro? ¿Potasio? En mi caso, ha habido suerte: de acuerdo con la ley, se necesita un mínimo de 120 mg de calcio por cada 100 g de producto, y mis Caseritos superan esa cantidad. Tengo vía libre para destacarlo en el envase y utilizar como reclamo cualquiera de las declaraciones de salud asociadas a este mineral, como «el calcio contribuye al funcionamiento normal de los músculos» o «contribuye al funcionamiento normal de las enzimas digestivas». Hay hasta ocho para elegir.

Estas frases de salud también están definidas por ley. Las declaraciones autorizadas se encuentran recogidas en el Reglamento 1924/2006 del Parlamento Europeo (artículos 13 y 14), en el Reglamento 432/2012 de la Comisión, y en los posteriores, que han añadido otros elementos. Como la lista es larga, el modo más sencillo de verla es visitar el registro europeo, al que se accede desde aquí:

Registro europeo de declaraciones de propiedades saludables.

Este registro es completo —permite ver tanto las afirmaciones de salud como las de reducción de riesgo de enfermedad—, aunque está en inglés. Si prefieres leer la información en español, puedes consultar las tablas elaboradas por la AESAN en 2019. El enlace está en los anexos.[141]

Ahora recapitulemos. De momento, sin haber hecho nada, tengo un producto que se puede vender como tradicional, de calidad y saludable, con tanta riqueza en calcio que seguramente será la mejor merienda para fortalecer los huesos. Nada mal, aunque se puede mejorar. ¿Qué tal te ha ido a ti? Imagino que bien y que, como yo, ya estás pensando en dar un paso más en la construcción de la fantasía antes de salir al mercado. Todo sea por diferenciarnos de la competencia.

¿Qué podemos hacer? Intervenir en el producto. Hacer cambios. ¿Hay algún ingrediente que puedas sustituir por otro? En los Caseritos, una opción muy sencilla es utilizar harina integral en lugar de harina refinada, y aprovechar entonces su contenido de fibra, con todas las posibilidades narrativas que esto despliega. De nuevo, hagamos las cuentas:

Cantidad de harina integral en la receta de Caseritos	Contenido de fibra por cada 100 g de harina integral	Cantidad de fibra en la receta de Caseritos (aplicar regla de tres)	Cantidad de fibra en 100 g de Caseritos (aplicar regla de tres)
300 g	14,5 g	43,5 g	7,6 g

Ya tenemos nuestra cifra. Ahora vamos a revisar las declaraciones nutricionales permitidas, que están recogidas en el Reglamento 1924/2006 del Parlamento Europeo y del Consejo, para ver si podemos hacer algo. Si quieres ver estas declaraciones de un modo más ameno, las tienes recogidas en esta tabla de la Agencia Española de Seguridad Alimentaria y Nutrición (AESAN). Puedes acceder desde aquí:

Declaraciones nutricionales autorizadas.

Allí vemos que hay dos declaraciones posibles: «fuente de fibra» y «alto contenido en fibra». Para la primera, la legislación exige que el producto contenga un mínimo de 3 g por cada 100 g. Para la segunda, exige un mínimo de 6 g por cada 100 g. Mi producto cumple con esta última exigencia —y la supera—, así que estoy en condiciones de destacar que los Caseritos poseen un alto contenido en fibra.

Esto, a su vez, abre otras puertas. Dado que el alimento contiene estas cantidades de fibra, puedo revisar las declaraciones de propiedades saludables en busca de algo que nos resulte útil, como hicimos con el calcio. Para mi regocijo y alegría, podría usar estas dos:

- La fibra de salvado de trigo contribuye a la aceleración del tránsito intestinal.
- La fibra de salvado de trigo contribuye a que aumente el volumen de las heces.

Con todos estos nuevos elementos estoy en condiciones de vestir todavía mejor el producto. Puedo seguir destacando las mismas cosas de antes, por supuesto, pero nada me impide llamarlos «Caseritos integrales» ni poner «receta mejorada», «ahora más saludables», «100 % integral» —puesto que toda la harina que lleva lo es—, «con calcio», «alto contenido en fibra» o «contribuyen a la aceleración del tránsito intestinal». En otras palabras, ahora lo difícil es elegir entre tantas posibilidades.

De hecho, como puedo construir unos reclamos tan buenos, también puedo plantearme abaratar el coste del producto sin que eso afecte a las declaraciones que usaré. ¿Cómo? Sustituyendo el queso parmesano por otro queso curado sin DOP. Si bien su contenido de calcio será menor, seguirá siendo suficiente para cumplir con los mínimos que exige la legislación.[142] Eso me da flexibilidad a la hora de fijar el precio de venta y aumentar el margen de beneficio. Elija un queso con DOP o sin ella, podré promocionar mis *scones* con una declaración tan contundente como esta: «Caseritos integrales, salud y calidad».

Una vez decidido qué contar, pensaremos en qué disimular. ¿Hay algún ingrediente o nutriente poco interesante en tu producto? Mi receta, por ejemplo, tiene un elevado contenido de sal. Este es un dato que estoy obligada a ofrecer al consumidor, pero nada me impide hacerlo con letras pequeñas en la parte de atrás. Así, cuando diseñe el envase, relegaré a la tabla de información nutricional el hecho de que los Caseritos aportan 1,56 g de sal por cada 100 g.[143] Y, por supuesto, no resaltaré en ninguna parte que esa cantidad supone más del 30 % de lo que recomienda consumir, como máximo, la OMS en un día.

En paralelo, pondré a relucir todas las cualidades con letras bien grandes en la parte frontal de la caja. El objetivo aquí es vender y, para ello, hay que ser más saludables que lo verdaderamente saludable. Este punto no es un detalle menor. Se podrían decir infinidad de cosas positivas sobre los alimentos básicos sin procesar como las frutas, las hortalizas, las legumbres, el pollo, los huevos o el pescado. Cualquiera de ellos, sin necesidad de intervención humana, posee numerosas cualidades y tiene credenciales suficientes como para lanzar mensajes de autobombo hasta aburrir. Sin embargo, rara vez llevan declaraciones nutricionales y de propiedades saludables. Donde más se usan es en los productos procesados. Y, sobre todo, en los ultraprocesados.

Los productos malsanos son los que lucen con frecuencia estas frases y alegaciones porque, como veíamos al comienzo del libro, cuanto menor es la calidad nutricional de un alimento, mejores fotos, relatos y ayudas necesita para promoverse. En el súper hay numerosos ejemplos: galletas «con vitaminas» que están atiborradas de azúcar; salsas y *snacks* con «contenido reducido en sal» que tienen muchísima sal; bebidas «sin azúcares añadidos» que contienen casi tanto azúcar como un refresco; salchichas «ligeras» que tienen grasas saturadas... Las declaraciones nutricionales y de propiedades saludables que se hacen en los productos insanos son como las luces de un camión que viene de frente a toda velocidad: nos encandilan con su brillo y nos impiden ver el camión que está a punto de pasarnos por encima.

En este sentido, el ejercicio lúdico que acabamos de hacer, aparte de ejercitar la imaginación, sirve para comprobar lo fácil que resulta modificar la percepción ajena sobre un producto cualquiera. No hemos necesitado ir a ningún laboratorio ni añadir cosas raras ni hacer ningún procedimiento de I+D+i. Tan solo hemos necesitado conocer las reglas del juego para usarlas a nuestro favor. Lo mismo que hace una parte de la industria alimentaria con millones de euros, persistencia y determinación.

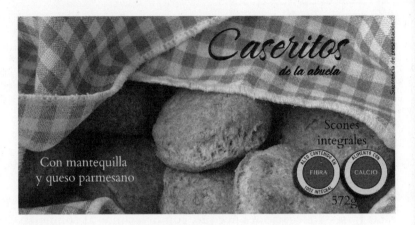

Caseritos.

5

¡Aumenta tus defensas!*
Propuestas más allá
de la responsabilidad individual

Parece que estamos sueltos, pero esto no es liber-
tad; es que la jaula es tan grande que parece que
volás.

GABO FERRO y LUCIANA JURY,
Estamos, estarás

La mayor parte de la población española elige cada día qué comer. Excepto las personas más vulnerables —que no siempre
pueden escoger sus alimentos porque sus recursos son muy li-
mitados o porque, directamente, dependen de la beneficencia—,[144] el grueso de la ciudadanía tiene en su mano la potestad
de elegir los productos que conforman su dieta. El entorno predispone y condiciona, pero nadie nos obliga a hacer un tipo de

* No, aquí no vamos a hablar del sistema inmunitario, ni de vitaminas añadi-
das, ni de superalimentos con poderes increíbles. Aquí vamos a hablar de cómo
podemos mejorar nuestras defensas ante el acoso y derribo del marketing y la publicidad.

elecciones en lugar de otras. Quizá por eso, porque no hacemos la compra bajo amenaza o a punta de pistola, cuaja tan bien la idea de que elegimos con total libertad y se nos traslada la responsabilidad de nuestras decisiones.

La capacidad individual está en el centro de esta idea. Una idea errónea porque sobreestima nuestra fuerza personal e infravalora la potencia del entorno. La noción de que podemos con todo, de que para alcanzar cualquier objetivo basta con proponérselo o de que somos los únicos artífices de nuestra realidad, sin atender a los puntos de partida particulares ni a los elementos externos que favorecen o lastran nuestros propósitos, es miope e injusta. Y, en lo que respecta a la alimentación, también es falsa. Hoy es mucho más fácil consumir ultraprocesados sin pensar que alimentarse de manera consciente y elegir lo que se come con conocimiento de causa.

Por supuesto, hay cosas básicas que podemos hacer de manera individual. No somos actores pasivos en esta historia. Podemos formarnos e informarnos, podemos revisar y leer los envases alimentarios, podemos también practicar muchas de las cosas que hemos visto en el libro y compartir con otras personas aquellas ideas que nos parezcan relevantes. Sin embargo, tanto el hábito de leer envases como el aprendizaje para poder hacerlo correctamente requieren de tiempo, convicción y constancia. Tres elementos escasos.

La buena compra está hecha de tiempo, más que de dinero para gastar en alimentos, pero no todo el mundo tiene la cantidad de tiempo necesaria para hacer una lectura reposada de las etiquetas. No todas las personas pueden dedicar las horas que has dedicado tú a leer este libro ni las que he destinado yo a reunir la información para escribirlo. Las circunstancias particulares, el tipo de trabajo, las exigencias familiares, los lugares donde compramos, el paisaje habitual, los referentes cercanos, el bagaje gastronómico, el poder adquisitivo y el nivel sociocultural determinan las prioridades vitales, la cantidad de tiempo libre que tenemos y el uso que hacemos de él.

Aquí es donde entran en juego la convicción y la constancia. Para tomarse el trabajo de leer y entender la información nutricional, antes hay que comprender su importancia y tener claro que comer bien es invertir en salud. No alcanza con saberlo: hay que estar convencidos, y a veces ni siquiera así es suficiente. Sopesar, razonar y elegir sorteando los impulsos es un proceso que conlleva un alto consumo de energía personal y que es difícil de sostener a largo plazo si el contexto no acompaña, como ocurre en la actualidad.

El cuidado de la dieta es un proyecto de largo recorrido —más bien, un compromiso de vida— en el que casi siempre habrá fricciones. El paisaje alimentario es desolador, el camino es solitario por momentos, y no son pocos los desvíos, las ráfagas de viento y las pequeñas —o grandes— tentaciones para abandonarse por otros derroteros. Caminar en una dirección cuando todo empuja en la contraria es agotador. Lo normal es acabar claudicando.[145]

Los esfuerzos solitarios son tan loables como insuficientes si no hay un entorno que nos ayude a sostenerlos en el tiempo. Por eso, más que registrar en una lista las cosas que podemos hacer por nuestra cuenta, me centraré en aquellas que deberían cambiar a nuestro alrededor. Necesitamos un aparato legal actualizado, ambicioso y eficaz que nos proteja, que promueva mejoras estructurales y que permita que los cambios individuales sean factibles, además de duraderos.

Cambiemos el panorama

La legislación alimentaria no surge de forma espontánea y natural. No es un géiser, ni un arbusto ni un volcán; es una creación humana. Y, como toda creación humana, es perfectible. Se puede revisar, afinar y mejorar de múltiples maneras teniendo en cuenta lo aprendido hasta la fecha, tomando nota de las insuficiencias y las grietas, e incorporando el saber que aportan las nuevas evidencias científicas. Del mismo modo que hoy tenemos más protección que hace veinticinco años gracias a que existe un conjunto de normas que a comienzos de siglo no había, muchos de los problemas que aún persisten serían menos frecuentes, o incluso desaparecerían, si la normativa que rige actualmente siguiese mejorando. Quizá hacer esto no sea rápido o sencillo, pero es posible y debería considerarse prioritario.

En materia de seguridad alimentaria, los progresos han sido notables. La Unión Europea posee uno de los sistemas de prevención y control más eficaces y robustos del mundo. Gracias a ello, casi 450 millones de personas comemos a diario sin miedo a sufrir una intoxicación alimentaria o morir. Por supuesto, el riesgo cero no existe —la *Salmonella* y la *Listeria monocytogenes* siguen aquí, al igual que muchas otras bacterias, negligencias y errores—, pero los problemas, su alcance y gravedad se han reducido de manera significativa porque se cuenta con protocolos para actuar con rapidez.[146]

Ese «actuar con rapidez» implica haber previsto distintos escenarios y tener unas decisiones tomadas de antemano. Y, desde luego, implica tener la responsabilidad suficiente para admitir que hay un problema y notificarlo de inmediato. Lo fundamental es el intercambio ágil de información entre las empresas, las autoridades y los consumidores para evitar que avancen los riesgos. Así, cuando se detecta que un producto alimenticio está contaminado con una bacteria, tiene elementos extraños —como esquirlas de vidrio, metal o plástico—, o contiene algún alérgeno no declarado en el envase, se avisa para evitar su salida al mercado, para retirarlo de la circulación si ya está en los puntos de venta o para notificarlo a la población si la gente ya lo ha comprado.

El objetivo final es evitar que comamos algo que pueda hacernos daño. Y en esto, además de la información, importa la transparencia. En Europa, el Sistema de Alerta Rápida para Alimentos y Piensos (RASFF, por sus siglas en inglés) ofrece una ventana digital abierta a la ciudadanía desde la que podemos ver todos los problemas y avisos clasificados por Estados.[147] En nuestro país, la Agencia Española de Seguridad Alimentaria y Nutrición (AESAN) también posee un sistema actualizado de alertas que cualquier persona puede consultar en su página web.[148] Esta es una herramienta útil para los periodistas; de ahí que muchas veces veamos noticias en los medios sobre alimentos retirados del mercado o con advertencias para que evitemos su consumo.

En resumen: en materia de seguridad alimentaria, hay una tranquilidad justificada a la hora de comer. Es todo lo contrario a lo que concierne a la nutrición y a la salud porque, como hemos visto al comienzo del libro, el inventario de productos y el paisaje que nos rodea dejan mucho que desear en este aspecto.

Las consecuencias de consumir ultraprocesados con frecuencia no son tan inmediatas como las de tragar puntualmente unas esquirlas de metal o comer un alimento en mal estado. Más bien, afloran a largo plazo. De ahí que el compromiso y las responsabilidades se diluyan: ¿Qué producto tiene la culpa de tu hipertensión? ¿Cuál te ha provocado una diabetes? ¿En qué momento exacto ha sucedido? Ah…, no se puede saber. Las consecuencias, cuando por fin son visibles, se delegan muchas veces en el comportamiento del consumidor, en lo mal que lo ha hecho o en su genética: «Si has comido así es porque tú has querido», «Nadie te ha obligado a comprar esas cosas», «Es que no lo has consumido con moderación», «En tu familia son de hueso ancho», «No haces ejercicio suficiente», «Te esfuerzas poco», «Ibas a tener obesidad de todos modos». En suma: «Has elegido libremente tu alimentación y tu destino».

Subtexto: «Has elegido fatal».

En esta corriente de diluciones tan favorable para el conjunto de los fabricantes ya no parecen tan necesarios unos protocolos de urgencia para impedir el consumo de esta clase de productos o advertir con eficacia a la población sobre su impacto. ¿Para qué, si ese impacto se verá dentro de muchos años y nunca se podrá determinar con exactitud quiénes son los responsables y en qué grado? Modelo Fuenteovejuna,[149] pero al servicio del poder y en perjuicio del pueblo, porque el resultado es real, amplísimo y muy serio; tan serio como causar enfermedades crónicas, incapacitantes e incluso la muerte a millones de personas en el mundo cada año.[150]

Esta situación, y la siguiente frase que plantea el abogado Francisco José Ojuelos en su libro *El derecho de la nutrición*, ilustran bien lo inquietante que resulta el panorama:

> La realidad, a veces grosera, es esa: hay muchísimos productos alimenticios disponibles seguros y, a la vez, malsanos. Este hecho, incontestable, empieza a ser una realidad tangible contra la que el derecho debe actuar. El debate no pivota en torno a la libertad personal cuando median la desinformación (¿qué consumidor sabe discernir cuándo un alimento tiene mucha sal leyendo la etiqueta?), el engaño (¿son sanas unas galletas porque el fabricante indique que llevan hierro y cereales?) y unas consecuencias de salud individual y pública que están incrementando el gasto sanitario con cargo al erario público.[151]

En efecto, un producto puede ser seguro y, al mismo tiempo, malsano porque «seguro» no es sinónimo de «inocuo». Aun así, los fabricantes están en su derecho de comercializarlo y ponerlo al alcance de la población, del mismo modo que nosotros tenemos derecho a comerlo si nos apetece. Tan solo faltaría que podamos ejercer también nuestro derecho a conocer cabalmente qué estamos comprando. Por eso, en el terreno de la legalidad, no basta con ser estrictos en materia de seguridad alimentaria; también hay que pensar a largo plazo y ser exigentes con la información que se nos brinda sobre los alimentos.

Recordemos que las leyes gobiernan sobre lo real y lo simbólico, sobre los productos envasados y sobre la representación que se hace de ellos en la cara externa de los envases. Dado que ambos aspectos inciden en nuestra salud, ninguno de los dos debería descuidarse. «¿Pero cómo me va a causar una enfermedad un dibujo, una imagen o un conjunto de palabras, si nada de eso se come?», nos podrían preguntar. Condicionando nuestra compra y, por ende, nuestra dieta: la percepción influye en la elección que, finalmente, se transforma en ingesta.

Hace falta más información y que esté presentada con mayor claridad; también, disminuir lo irrelevante y proveer a la población de mejores elementos con los que evaluar de forma crítica lo que ve. La honestidad empresarial es deseable, pero debemos exigir transparencia y herramientas.

Dar más información al consumidor

Hay al menos dos datos de gran valor que no figuran en los envases y que deberíamos conocer. Uno es la cantidad de azúcares añadidos que contienen los productos alimenticios y el otro es la información nutricional y la lista de ingredientes de las bebidas alcohólicas.

Azúcares

En el capítulo 3 hemos visto que hay distintos tipos de azúcares. No es lo mismo hablar de los que están presentes de forma natural en los alimentos que hablar de los que se liberan mediante algún procedimiento o hablar de los que se agregan exprofeso a los productos, ya sea para endulzarlos o para que se conserven mejor.

El problema, además de que no todo el mundo conoce estas distinciones, es que no hay manera de saber con certeza qué parte de los azúcares de un producto ha sido añadida en su elaboración. Cuando tomamos un yogur, por ejemplo, y leemos que contiene 13 g de azúcar por cada 100 g de alimento, nadie nos informa de que casi el 70 % de esa cantidad son azúcares añadidos por el fabricante.[152] A su vez, también nos podemos encontrar con alguna sorpresa *a priori* incomprensible, como que una bebida «sin azúcares añadidos» tenga casi 8 g de azúcares libres por cada 100 ml cuando no hay nada en sus ingredientes que nos haga siquiera pensar que es posible.[153]

El consumo excesivo de este nutriente se asocia a una mayor prevalencia de enfermedades crónicas no transmisibles, como la diabetes tipo 2 o la obesidad. Por ello, un equipo de ciento cuarenta y cinco científicos encabezado por el investigador Ángel Gil publicó en 2021 un artículo de posicionamiento sobre este tema, con propuestas concretas para definir legalmente los azúcares añadidos y declararlos en las etiquetas.[154]

Los expertos subrayan que mostrar este dato en la información nutricional «servirá al consumidor para conocer la cantidad presente en los alimentos y bebidas, y así poder tomar decisiones de compra adecuada y responsable, máxime en los grupos de riesgo y en las poblaciones en que se llevan a cabo actuaciones preventivas de control y reducción del peso». Y proponen incluso un modelo para ilustrar cómo quedaría. Continuando con el ejemplo del yogur azucarado, aquí podemos ver la diferencia:

INFORMACIÓN NUTRICIONAL ACTUAL

VALORES NUTRICIONALES MEDIOS	Por 100 g	IR
Valor energético	410 kj / 98 kcal	6 % 6 %
Grasas	3,4 g	6 %
de las cuales saturadas	2,3 g	14 %
Hidratos de carbono	13,4 g	6 %
de los cuales azúcares	4 g	19 %
Proteínas	3,4 g	9 %
Sal	0,15 g	3 %

INFORMACIÓN NUTRICIONAL PROPUESTA

VALORES NUTRICIONALES MEDIOS	Por 100 g	IR
Valor energético	410 kj / 98 kcal	6 % 6 %
Grasas	3,4 g	6 %
Hidratos de carbono	13,4 g	6 %
de los cuales azúcares	4 g	4,4 %
de los cuales azúcares añadidos	9,4 g	26,8 %
Proteínas	3,4 g	9 %
Sal	0,15 g	3 %

Ejemplo realizado con un yogur azucarado, siguiendo las indicaciones de la propuesta de mejora de los especialistas.
IR: Ingesta de Referencia diaria para un adulto medio (8.400 kJ/2.000 kcal).

Separar los azúcares añadidos (9,4 g) de los que están naturalmente presentes en el yogur (4 g) permite calcular los valores de referencia de manera diferenciada, y nos da información muy relevante, porque no es lo mismo pensar que con 100 g de producto cubriremos el 19 % de los azúcares necesarios para todo el día, que ver cómo nos aporta más de la cuarta parte de la ingesta máxima de referencia para los azúcares libres.

Los especialistas proponen, además, establecer iconos con llamadas de atención para indicar si un producto alimenticio tiene un contenido bajo, medio o alto de azúcares añadidos.

ALCOHOL

¿Te has fijado alguna vez en el etiquetado de las bebidas espirituosas, las cervezas o el vino? Quizá no hayas reparado en ello, pero las bebidas alcohólicas con las que con frecuencia brindamos se han librado de ofrecernos datos relevantes sobre su composición. Ni lista de ingredientes ni información nutricional ni azúcares ni calorías: si una bebida tiene una graduación alcohólica superior a 1,2 °, puede salir al mercado sin detallar nada de esto. Y así sale, indicando su porcentaje de alcohol, señalando que no deberían beberla menores ni embarazadas y llenando lo que queda de espacio con tipografías cuidadas y palabras vacías.

¿Qué reglas las rigen entonces? Básicamente, dos: por un lado, tienen prohibido utilizar declaraciones de propiedades saludables y venderse a los menores de edad, y por otro, están obligadas a señalar si contienen alérgenos o sustancias perjudiciales para las personas con intolerancias, como la lactosa en algunos licores o los sulfitos en el caso del vino.

Del resto, nada de nada.

Si les damos la vuelta a las botellas en busca de información, nos toparemos con la representación gráfica de su ausencia. Ginebra: 40 %. Vodka: 37,5 %. Tequila: 38 %. Whisky: 40 %. Aguardiente de orujo: 40 %. Pisco: 42 %. Licor de hierbas: 35 %. ¿Qué más tienen estas bebidas, aparte de estos porcentajes de alcohol? ¿Cuáles son sus ingredientes? ¿Cuántos gramos de azúcar nos aportan? ¿Cuántas calorías? Pese a que muchas de estas bebidas son transparentes o translúcidas, el etiquetado que las describe es todo un símbolo de opacidad.

Eso sí, está repleto de palabras evocadoras y de eufonía, sobre todo en el caso del vino: «Se presenta con lágrimas densas que lo denotan con gran elegancia», «En boca es carnoso y sabroso», «Ribetes de color púrpura que refleja su juventud», «Tiene una madera muy delicada en un segundo plano», «De color teja en el ribete, mantiene intensidad en el centro de la copa», «En nariz muestra aromas sutiles a madera tostada y cacao», «Recuerdos a hierba recién cortada y fruta blanca de pepita», «Su espléndida efervescencia genera múltiples cordones de efímeras burbujas que ascienden hasta la superficie para formar una corona estable».

En las etiquetas del vino hay más poesía que en las obras completas de Góngora y Quevedo. Lo que no hay o, mejor dicho, no había, era una lista de ingredientes ni una tabla con información nutricional. Por fortuna, desde el 8 de diciembre de 2023, la situación es muy distinta. Desde esa fecha, los productos vitivinícolas que se elaboran y comercializan en la Unión Europea deben presentar en sus etiquetas la lista de ingredientes y sus características nutricionales, igual que el resto de los productos envasados.

¡Albricias! El panorama sí se puede mejorar. La aprobación del Reglamento europeo 2021/2117 que, entre otras cosas, establece la obligatoriedad de mejorar el etiquetado del vino,[155] es un ejemplo clarísimo y reciente. Donde hasta hace muy poco solo había poesía y misterio con algunas notas informativas, ahora hay información de verdad. Y, sobre todo, hay un valioso precedente.

En esta línea, merece la pena consultar un documento que se publicó en el Diario Oficial de la Unión Europea en noviembre de 2023, poco antes de que la normativa entrase en vigor.[156] Se trata de un escrito que recoge las principales dudas acerca de cómo llevar a la práctica este cambio legislativo. No está dirigido a los consumidores, sino a los productores y distribuidores de vino, pero contiene algunos pasajes que confirman la importancia de separar la información de la publicidad y que, al mismo tiempo, ofrecen soluciones de mejora que bien podrían aplicarse a todos los productos, sean bebidas alcohólicas o no.

Recogeré algunas ideas en el siguiente bloque, pero antes, me permito añadir un apunte. La nueva normativa que se aplica al vino no afecta al resto de bebidas con alcohol. En ellas, el etiquetado sigue siendo insuficiente y opaco. ¿Sabías, por ejemplo, que una cerveza «sin» puede tener hasta un 0,9 % de alcohol? Si los productos son tan buenos como sugiere la publicidad y no hay nada que esconder, ¿a qué obedece la porfía de no exponer todos los datos? ¿Esto es justo con el resto de los fabricantes que sí están obligados a dárnoslos? ¿Es aceptable, siquiera razonable, que nos impidan con tanto descaro el acceso a esta información?

Hacer que la información sea más comprensible

No tener acceso a la información es malo, pero acceder a una información incompleta o difícil de entender es peor porque transmite la sensación de que ya se han puesto en marcha todas las medidas oportunas para brindarla, cuando no necesariamente es así. A veces, la información que se pone en los envases solo sirve para que los fabricantes cumplan con la ley y para tranquilizar al consumidor, que asume que todo está en orden y acaba dando por buena una presentación informativa precaria, contentándose con entender solo una parte de lo que ve.

Estas son tres cosas que se podrían hacer para eliminar las barreras de lectura:

1. AUMENTAR EL TAMAÑO DE LA TIPOGRAFÍA

La mayoría de la población adulta española tiene dificultades visuales,[157] pero la legislación permite ofrecer la información alimentaria obligatoria con letras milimétricas. La normativa establece que la altura mínima de la letra x —que se ve en la imagen que sigue— debe ser de 1,2 milímetros en los envases que tengan más de 80 cm², y de 0,9 milímetros en los envases de menor superficie. Milímetros, sí.

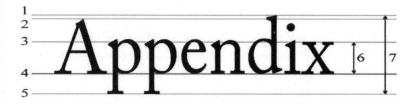

Al mismo tiempo, la legislación no aborda el ancho de las letras ni establece la distancia mínima que debe haber entre ellas. Esta es una desventaja importante porque tanto la anchura de los caracteres como su separación influyen muchísimo en la legibilidad de los textos, como se ve a continuación:

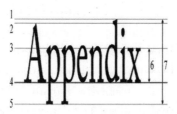

En esta segunda imagen, la palabra «Appendix» tiene la misma altura que en la primera, pero la lectura es más difícil. Por eso tenemos la impresión de que algunos productos vienen con test de visión incluido o acabamos haciendo cosas extrañas, como fotografiar las listas de ingredientes con el móvil para ampliar el texto en la pantalla.

Sería deseable aumentar los mínimos verticales ya establecidos y especificar, además, unas medidas horizontales que hagan más cómoda —incluso posible— la lectura de los textos importantes.

2. Romper los bloques compactos

Los buenos textos no son un amasijo descuidado de palabras. Requieren un orden, una estructura y una buena presentación para jerarquizar la información y transmitir eficazmente unas ideas. Y los que encontramos en los envases alimentarios no deberían ser una excepción. Al contrario, deberían ser un ejemplo de eficacia por la importancia de los datos y por el contexto en que serán leídos: de pie, en el supermercado y con prisas.

Es verdad que hay un orden, unos códigos y unas claves de lectura, como ya hemos visto, pero con esto no alcanza. Uno de los grandes problemas que encontramos es que la información se presenta apelmazada, como un bloque compacto de palabras. Muchas veces parecen adoquines de pequeñas letras trabadas, sobre todo cuando las listas de ingredientes son largas o tienen elementos compuestos.

La dureza de estos «adoquines» invita poco a la lectura, la entorpece, y dificulta la comprensión de aquello que se intenta leer. Utilizar una tipografía clara y una correcta puntuación ayudaría —y mucho— a resolver este problema y, además, se podrían presentar los ingredientes en modo de gráfico, como un esquema. Lo hemos visto antes: el formato de árbol es muy útil para jerarquizar la información y ofrecerla de un modo más claro.

Por ejemplo, en unas galletas con gotas de chocolate, rellenas con crema de cacao con avellanas, esta sería la diferencia:

Formato lista

GALLETA SIN RELLENO [harina de **trigo**, **mantequilla**, gotas de chocolate (12 %) (azúcar, pasta de cacao (43 %), manteca de cacao (2 %), emulgente (lecitina de **soja**), aroma), azúcar, jarabe de glucosa, sémola de **trigo**, **huevo** líquido pasteurizado, **avellanas**, **leche** en polvo, sal, gasificantes (bicarbonato amónico, bicarbonato sódico), aromas], RELLENO [crema de cacao con **avellanas** (40 %) (azúcar, aceite de girasol alto oleico, **lactosa**, cacao desgrasado en polvo, **leche** desnatada en polvo, **avellanas**, emulgente (lecitina de **soja**), aromas, antioxidante (E 306)]. Puede contener **otros frutos de cáscara**.

Formato árbol

GALLETA SIN RELLENO
- Harina de **trigo**
- **Mantequilla**
- Gotas de chocolate (12 %)
  - o Azúcar
  - o Pasta de cacao (43 %)
  - o Manteca de cacao (2 %)
  - o Emulgente (lecitina de **soja**)
- Aroma
- Azúcar
- Jarabe de glucosa
- Sémola de **trigo**
- **Huevo** líquido pasteurizado
- **Avellanas**
- **Leche** en polvo
- Sal
- Gasificantes (bicarbonato amónico, bicarbonato sódico)
- Aromas

RELLENO 40 % [crema de cacao con **avellanas**]
- Azúcar
- Aceite de girasol alto oleico
- **Lactosa**
- Cacao desgrasado en polvo
- **Leche** desnatada en polvo
- **Avellanas**
- Emulgente (lecitina de **soja**)
- Aromas
- Antioxidante (E 306)

Puede contener **otros frutos de cáscara**.

3. IR MÁS ALLÁ DEL ENVASE: ETIQUETADO NUTRICIONAL DIGITAL

«Es que no cabe». La falta de espacio es una de las justificaciones más socorridas para explicar por qué se suele usar la letra mínima permitida y por qué la información aparece tan apretada y concentrada como una pastilla de caldo. Quizá, si no hubiera tanto desequilibrio entre la cara frontal y la parte trasera de los envases, sería más sencillo que cupiese todo de un modo más amigable con el consumidor. Equilibrar la densidad informativa entre las distintas caras de un envase mejoraría bastante nuestra experiencia de compra.

Esta idea, sin embargo, presenta algunos problemas: no todos los envases podrían hacerlo porque los datos obligatorios deben aparecer en el mismo campo visual; el diseño y la reimpresión son costosos; y en la práctica encontraríamos envases con frontales totalmente publicitarios —como los de ahora— coexistiendo con envases más informativos. Como la fantasía seduce más que la realidad, es difícil que algún fabricante apueste por la segunda si no lo hace también el resto.

Entonces ¿qué se puede hacer? Conservar lo bueno que hay, por supuesto, y además ofrecer todos los datos en un lugar aparte del envase, un sitio donde no haya problemas de espacio, como una página web. Esto es, desarrollar un etiquetado digital. Basta con añadir al envase un código QR o similar, que se pueda leer con facilidad en el teléfono móvil, y que nos presente la información completa de un modo claro y legible en la pantalla. Ojo: no una interpretación de los datos —como ya hacen las aplicaciones nutricionales de moda—, sino los datos en sí, que para eso hemos aprendido a leerlos.

De hecho, esto es lo que se ha resuelto hacer con el vino cuando no quepa toda la información obligatoria en las botellas. Recupero aquí algunas ideas del documento europeo donde se explican las bases, que se podrían extrapolar a los demás productos alimenticios:

- La información de valor que no quepa en el envase, o que no se lea adecuadamente en él, se puede ofrecer online.

Para ello no basta con imprimir una dirección web en la etiqueta (por ejemplo, <www.paginadelfabricante.com/etiquetadoelectronico/nombredelproducto>). El acceso a la información debe ser directo, rápido y sencillo, y sin pasos intermedios, como tener que rellenar formularios o pasar por otras páginas web.

- La etiqueta electrónica debe estar alojada en un lugar neutral. La información nutricional completa y la lista de ingredientes no deben exhibirse junto con otra información con fines comerciales o publicitarios. Tampoco deben recopilarse ni seguirse los datos de los usuarios.

- La información electrónica debe ser legible, estable, fiable, duradera y exacta durante toda la vida útil del producto. La capacidad de garantizar estas características resulta cuestionable si la información se publica en un sitio web del productor que podría modificarse fácilmente en cualquier momento, incluso cuando el producto ya está en el mercado.

- La manera más práctica de acceder a la información digital es utilizar un código de barras, un código QR o un chip que nuestro teléfono móvil pueda leer. El uso de medios muy especializados o poco comunes de acceso a la información no cumple con los objetivos del etiquetado electrónico.

- El código de acceso debe figurar en un lugar destacado del envase, de manera que se encuentre con facilidad, y sea claramente legible e indeleble. En modo alguno debe estar disimulado, tapado o separado por ninguna otra indicación o imagen, ni por ningún otro material interpuesto.

- Además de verse bien, al presentar un código QR se debe dejar claro a los consumidores cuál es su contenido, es decir, qué tipo de datos encontrarán en él. Los términos o símbolos genéricos —como una «i»— no bastan para cumplir este requisito.

- La información alimentaria voluntaria —esto es, todos los

datos extra que quiera dar el fabricante— no debe inducir a error al consumidor; no debe ser ambigua ni confusa y debe basarse, según proceda, en los datos científicos pertinentes. En este sentido, el uso de códigos QR adicionales no debe confundir a los consumidores, y no debe mermar el espacio disponible para las indicaciones obligatorias.

En suma, un etiquetado digital permitiría mejorar la información que se da al consumidor y presentarla de un modo más claro. Incluso permitiría añadir recursos que ahora mismo no hay, como el formato de árbol o los audios para quienes tienen dificultades visuales más severas.

Limitar o quitar la información que sobra

«Más es menos. Menos es más», dijo el pintor y escritor estadounidense Ad Reinhardt. El concepto prendió en otras disciplinas, como la arquitectura, y bien podría aplicarse a las etiquetas alimentarias. Las personas queremos tener a nuestro alcance todos los datos y recibir una información completa y clara, y a veces esto se consigue quitando elementos en lugar de añadiendo morralla. La ausencia de ruido ayuda a la claridad tanto como que las cosas importantes estén bien elegidas y presentadas.

Las declaraciones nutricionales y de propiedades saludables son morralla. Ruido publicitario. A día de hoy, no aportan datos de valor a los consumidores; en su lugar, contribuyen a las estrategias de venta de la industria alimentaria. La ausencia de unos perfiles nutricionales que determinen en qué casos sí podrían usarse y en cuáles no —perfiles que, según la ley, deberían existir desde 2009— ha favorecido la situación actual: que puedan usarse en cualquier alimento, desde un producto de bollería atiborrado de grasas saturadas hasta una manzana.

Los datos que se ofrecen, además de ciertos y claros, deben ser relevantes. Y no deben inducir a error o engaño. Las frases prometedoras, como «alto contenido en fibra» o «la vitamina B6 ayuda a disminuir el cansancio y la fatiga», cuando están estampadas en productos superfluos o malsanos, no son información, no arrojan luz. Y, cuando lo hacen, es para que miremos en el lugar equivocado.

A la vista de este panorama, hay dos posibles soluciones. La primera, desarrollar esos perfiles que llevan quince años de retraso para regular de manera más estricta el uso de las declaraciones. La segunda, dejar de usar estas frases. Erradicarlas. Esto sería más práctico y sencillo, e indudablemente más rápido. Como suele decir Gemma del Caño, farmacéutica especializada en I+D e Industria Alimentaria, «si quieres que el consumidor haga una elección libre, quita las declaraciones nutricionales y de salud».

Garantizar la alfabetización alimentaria

La alfabetización alimentaria engloba varios saberes y destrezas, desde la capacidad de planificar nuestra dieta hasta la habilidad de cocinar. Cuando adquirimos estas competencias, la calidad de nuestra dieta mejora. De hecho, los programas que se han puesto en marcha en distintas partes del mundo hacen especial hincapié en esos dos puntos: elegir más alimentos saludables y aprender a prepararlos.[158]

Sin embargo, con la oferta alimentaria actual, no alcanza con saber que hay alimentos sanos e insanos, o que tenemos que consumir un mínimo de cinco raciones de frutas y hortalizas al día. Tampoco bastan los programas de formación aislados dirigidos a sectores particulares de la población. Hace falta mucho más. Necesitamos promover la educación nutricional de manera universal, y esa formación debe proveernos de herramientas para hacer frente a la complejidad.

Para hablar de tú a tú con los envases.

Los consumidores tenemos que ser capaces de elegir los alimentos considerando su valor nutricional y su calidad, y para ello es fundamental comprender la información de las etiquetas y juzgar críticamente las características de los productos. Las herramientas que recoge este libro son útiles a ese propósito, forman parte de esa alfabetización alimentaria y deberían ser de fácil acceso a toda la población. Todas las personas, con independencia de su edad, su lugar de residencia o su nivel socioeconómico, deberían tener la oportunidad de aprender cómo se lee una etiqueta, qué significan ciertas expresiones, qué es información, qué es publicidad y de qué manera lo que compran tiene un impacto en su salud.

La escuela y el instituto son dos espacios fundamentales para alcanzar ese objetivo. Primero, porque permitirían acercar este conocimiento a toda la población desde edades tempranas. Segundo, porque se haría sin el esfuerzo económico y el extra de voluntad que supone el autodidactismo. Tercero, porque la institucionalización de este saber fomentaría la creación de unos recursos didácticos adaptados a las distintas edades y le daría una relevancia pública que ahora mismo no tiene. Y cuarto, porque muchos adultos que no hayan tenido la oportunidad de aprender podrían hacerlo a través de las generaciones más jóvenes.

La base para construir esto en España ya está. La Ley 17/2011 de Seguridad Alimentaria y Nutrición, en su artículo 40, nos da un punto de partida muy bueno:

> Las autoridades educativas competentes promoverán la enseñanza de la nutrición y alimentación en las escuelas infantiles y centros escolares, transmitiendo a los alumnos los conocimien-

tos adecuados, para que estos alcancen la capacidad de elegir, correctamente, los alimentos, así como las cantidades más adecuadas, que les permitan componer una alimentación sana y equilibrada y ejercer el autocontrol en su alimentación. A tal efecto, se introducirán contenidos orientados a la prevención y a la concienciación sobre los beneficios de una nutrición equilibrada en los planes formativos del profesorado.[159]

El texto es ambicioso. Después de los retos que hemos visto en estas páginas, y de conocer la enorme presión que ejercen sobre nosotros el paisaje y el entorno, parece más una declaración de intenciones que un plan que pueda llevarse a cabo. Nadie ha dicho que será fácil, pero es un lugar por donde empezar. Hace falta, eso sí, desarrollarlo y concretarlo en acciones, como reclaman desde hace años los colectivos profesionales de la salud, la nutrición y la dietética.

A su vez, hace falta impulsar esta alfabetización en otros espacios para llegar al resto de la ciudadanía. Centros culturales, bibliotecas municipales, grupos de consumo, asociaciones vecinales, medios de comunicación, consultas de dietistas-nutricionistas… La alfabetización alimentaria no puede ser el privilegio de unos pocos que tengan tiempo y dinero, que puedan comprarse un libro o pagarse una consulta privada con un especialista en nutrición. Ganaríamos mucho en conocimiento y en salud si la figura del dietista-nutricionista formase parte de la atención primaria.[160]

La educación, en suma, debería estar desde el inicio, llegar a todas las etapas y brindarse a todas las personas por igual. Y nada de esto se consigue con iniciativas aisladas. Mejorar el conocimiento y la calidad de vida de la población requiere de un esfuerzo que esté a la altura; de voluntad política, de cambios legislativos y compromiso social.

El conocimiento es fundamental para elegir con libertad. Cuando hayamos tenido oportunidades educativas reales, colectivas y eficaces para aprender a interpretar la información alimentaria, podremos hablar de cuotas de responsabilidad con justeza. Quizá la idea de una alfabetización nutricional plena parezca una utopía, pero no será la primera idea fantástica por la que nos dejemos llevar. Experiencia en ilusiones ya tenemos. Esta merece nuestra atención de verdad.

Notas y anexos

1. La esperanza de vida con buena salud es el promedio de número de años esperados que vive una persona sin las limitaciones propias de las enfermedades crónicas, los problemas mentales y la discapacidad física. Según el Instituto Nacional de Estadística (INE), en 2019 la esperanza de vida con buena salud al nacer se situaba en los sesenta y nueve años, pero disminuyó en 2020 y 2021. Información disponible en: <https://www.ine.es/jaxi/Datos.htm?path=/t00/ICV/dim3/&file=31202.px>.

2. En 1985, el 15 % de los niños españoles presentaba sobrepeso u obesidad. Hoy, son casi cuatro de cada diez. Datos disponibles en el Observatorio Mundial de la Obesidad y el estudio Aladino de la Agencia Española de Seguridad Alimentaria y Nutrición (AESAN):
    *   <https://data.worldobesity.org/country/spain-199/#data_prevalence>.
    *   <https://www.aesan.gob.es/AECOSAN/docs/documentos/nutricion/observatorio/Informe_Breve_ALADINO2019_NAOS.pdf>.

3. El número de descargas de estas apps en Google Play (para móviles Android), citadas en orden cronológico, es el siguiente: Open Food Facts (septiembre de 2012), 1 millón; El Coco (enero de 2019), 100.000; Yuka (mayo de 2019), 10 millones; My Real Food (octubre de 2019), 1 millón. App Store (para móviles iPhone) no ofrece datos de descargas, si bien Yuka, por ejemplo, asegura tener 40 millones de usuarios.

4. Según detalla el Consejo Europeo de Información sobre la

Alimentación (EUFIC), los principales factores que condicionan la elección de alimentos son los siguientes:

- Determinantes biológicos, como el hambre o el sentido del gusto.
- Determinantes económicos, como el coste, los ingresos y la disponibilidad en el mercado.
- Determinantes físicos, como el acceso, la educación, las capacidades personales —por ejemplo, para cocinar— y el tiempo disponible.
- Determinantes sociales, como la cultura, la familia, los compañeros de trabajo y los patrones de alimentación.
- Determinantes psicológicos, como el estado de ánimo, el estrés y la culpa.
- Actitudes, creencias y conocimientos en materia de alimentación.

Información disponible en: <https://www.eufic.org/es/vida-sana/articulo/los-factores-determinantes-de-la-eleccion-de-alimentos>.

5. Cantidades de desperdicio de alimentos en la Unión Europea, Eurostat 2020. Ese año, en España, se desperdiciaron 4.259.232 toneladas de comida, sobre todo en los hogares —1.434.726— y durante el procesamiento y la manufactura. Detalles disponibles en: <https://ec.europa.eu/eurostat/statistics-explained/index.php?title=TestPDF#Amounts_of_food_waste_at_EU_level>.

6. Datos de consumo de alimentos durante la semana del 16 al 22 de marzo de 2020, Ministerio de Agricultura. Se encuentran en: <https://www.mapa.gob.es/es/prensa/200331datosconsumomarzo_tcm30-536856.pdf>.

7. *Clasificación de alimentos NOVA.* Carlos A. Monteiro y colaboradores. *World Nutrition* Volumen 7, Núm. 1-3, Enero-Marzo 2016. Información disponible en: <https://archive.wphna.org/wp-content/uploads/2016/01/WN-2016-7-1-3-28-38-Monteiro-Cannon-Levy-et-al-NOVA.pdf>.

8. J. S. PERONA, *Los alimentos ultraprocesados*, Catarata, CSIC, 2022.

9. R. PATEL, *Obesos y famélicos. El impacto de la globalización en el sistema alimentario mundial*, Malpaso, 2020.

10. Perfiles nutricionales de la Organización Mundial de la Salud,

modelo 2023. Tras una revisión sistemática publicada en 2018 y una reunión técnica en 2021, la Oficina Regional de la OMS para Europa acordó actualizar el modelo anterior —de 2015—. Para elaborar esta lista de productos, se les pidió a los países que ya tenían un registro de alimentos que recopilaran datos sobre la composición de tantos productos como fuera posible. A los países que no tenían un registro, se les pidió que recopilaran los datos consultando el sitio web de su principal minorista online. Las pruebas —y, en algunos países, el recabado de datos— se realizaron entre marzo y junio de 2022, y las completaron trece Estados: Bélgica, Croacia, Estonia, Finlandia, Francia, Grecia, Irlanda, Letonia, Portugal, Serbia, Eslovenia, España y Rumania. Los datos se combinaron en una base conjunta para el análisis final, con un total de 108.578 productos.

11. *Recomendaciones dietéticas saludables y sostenibles complementadas con recomendaciones de actividad física para la población española*, Agencia Española de Seguridad Alimentaria y Nutrición (AESAN), 2022. Disponible en: <https://www.aesan.gob.es/AECO SAN/docs/documentos/nutricion/RECOMENDACIONES_DIE TETICAS.pdf>.

12. La tabla completa con la relación de productos que sí podrían anunciarse está en la página 19 del *Modelo de perfiles nutricionales de la Oficina Regional para Europa de la OMS: segunda edición*. Documento disponible en: <https://www.who.int/europe/publications/i/item/WHO-EURO-2023-6894-46660-68492>.

13. Anuncio de Coca-Cola España publicado en X —antes Twitter— el 31 de octubre de 2023. Disponible en: <https://twitter.com/CocaColaCo_es/status/1719293184864288850>.

14. J. BASULTO, *Come mierda. No comas mejor, deja de comer peor*, Vergara, 2022.

15. *Tamaño de porción, paquete o vajilla para cambiar la selección y el consumo de alimentos, alcohol y tabaco* (2015). Revisión sistemática Cochrane. Disponible en <https://www.cochranelibrary.com/cdsr/doi/10.1002/14651858.CD011045.pub2/full>.

16. M. MCLUHAN, *Comprender los medios de comunicación: las extensiones del ser humano*, McGraw-Hill, 1964.

17. Comensales cautivos. Hay muchos lugares donde tus eleccio-

nes alimentarias son menos libres de lo que parecen porque la oferta es mucho más limitada de lo que da a entender la situación. En estos sitios no hay tanto para elegir en realidad: todo lo que te rodea —el «pequeño todo» que se te ofrece— fue perfilado por otras personas que han decidido previamente por ti. Centros comerciales, estaciones y terminales de autobuses, trenes, aviones y aeropuertos —con sus brillos dorados del *duty free*—, cines, parques de atracciones, gasolineras con tiendas sembradas al borde del asfalto o intercambiadores del metro —con su hormiguero de comercios subterráneos— son sitios donde, a la hora de comer, no puedes improvisar un plan B, y de los que tampoco puedes irte con facilidad. Allí acabas convertido, muchas veces sin saberlo, en un comensal cautivo. Más información: <https://ctxt.es/es/20210601/Firmas/36277/comida-ultraprocesada-bebidas-energeticas-aeropuertos-gasolineras-franquicias-Laura-Caorsi.htm>.

18. *Implicaciones sociales, clínicas y políticas de la adicción a los alimentos ultraprocesados.* Análisis publicado en *The British Medical Journal* (BMJ), en 2023. Disponible en: <https://www.bmj.com/content/383/bmj-2023-075354>.

19. Para este antropólogo francés, un «no lugar» es un espacio intercambiable donde el ser humano permanece en el anonimato.

20. *Plus ça change, plus c'est la même chose*, «Cuanto más cambia algo, más se parece a lo mismo», revista *Les Guêpes*, enero de 1849.

21. *Esa comida que nos deja sin palabras*, revista *Ctxt*. Disponible en: <https://ctxt.es/es/20210201/Firmas/35000/Laura-Caorsi-alimentos-ultraprocesados-dieta-leguaje-grasas.htm>.

22. *Pequeños cambios para comer mejor*, Agencia de Salud Pública de Cataluña. Disponible en: <https://salutpublica.gencat.cat/web/.content/minisite/aspcat/promocio_salut/alimentacio_saludable/02Publicacions/pub_alim_salu_tothom/Petits-canvis/La-guia-peq-cambios-castella.pdf>.

23. Los retos de comida son unos desafíos de voracidad gastronómica que tienen su origen en Estados Unidos y que empiezan a popularizarse en España. Se caracterizan, sobre todo, por utilizar porciones exageradas de alimentos y bebidas con un perfil nutricional poco saludable. Y pregonan el disfrute de la comida extrema que, por sabor, abundancia o densidad calórica, lleva a los concursantes al límite. Es-

cribí sobre ello en el artículo *Bares con retos de comida o la bestialidad de comerse seis kilos de hamburguesas en una hora*, en el diario *El País*. Disponible en: <https://elpais.com/gastronomia/2023-08-01/bares-con-retos-de-comida-o-la-bestialidad-de-comerse-seis-kilos-de-hamburguesas-en-una-hora.html>.

24. Para ver este concepto resumido en una sola imagen, puedes visitar mi página web, donde tengo un mapa genealógico con algunos cruces de productos. Está disponible aquí: <https://lauracaorsi.com/2021/07/02/alimentos-ultraperpetrados-foto-familia-hilo/>.

25. *¿Por qué las familias pobres comen poco saludable? Porque la comida chatarra es usada para demostrar amor*. Artículo de Priya Fielding-Singh, publicado en febrero de 2018 en *Los Angeles Times*. Disponible en: <https://www.latimes.com/espanol/vidayestilo/la-es-porque-las-familias-pobres-comen-poco-saludable-porque-la-comida-chatarra-es-vista-como-una-forma-d-20180207-story.html>.

26. Los azúcares libres en la dieta constituyen el principal factor dietético responsable de la caries: inducen la proliferación de bacterias cariogénicas y su metabolismo origina ácidos que causan la desmineralización del esmalte y la dentina. Según datos del Consejo General de Colegios de Dentistas de España, por tramos de edad, el 35 % de los menores de seis años —unos 850.000— presenta caries; entre el 30-35 % de adolescentes, entre once y diecisiete años —alrededor de 1,3 millones—, tiene caries; y el 94 % de los adultos jóvenes, entre treinta y cinco y cuarenta y cuatro años presenta caries, es decir, unos 11 millones de personas. Cada adulto joven tiene, de promedio, siete dientes afectados.

27. El Observatorio de la Publicidad en España constata que el sector de la distribución es el que más invierte en anunciarse. Por su parte, el sector de la alimentación es el que más invierte en televisión. Datos disponibles en: <https://www.anunciantes.com/observatorio-la-publicidad/>.

28. Los presupuestos generales del Estado de 2023 destinan una partida de 459,2 millones de euros para la modernización de las Fuerzas Armadas. Datos disponibles en: <https://www.sepg.pap.hacienda.gob.es/sitios/sepg/es-ES/Presupuestos/PGE/ProyectoPGE2023/Paginas/presupinf.aspx>.

29. Según datos de la Asociación para la Investigación de Medios de Comunicación (AIMC), esa es la tasa de penetración de la publicidad exterior de los dos últimos años. Solo la superan internet y la televisión. A su vez, cuanto mayores son las ciudades, más impactos recibe la gente. Un ejemplo: mientras que en las poblaciones con menos de 5.000 habitantes la tasa de penetración no llega al 65 %, en una ciudad como Madrid se dispara al 86,4 % y en Barcelona capital, al 91,8 %. Datos disponibles en: <https://www.aimc.es/a1mc-c0nt3nt/uploads/2021/02/marco2021.pdf>.

30. En marzo de 2022, casi una treintena de organizaciones y empresas del sector hortofrutícola español envió un documento conjunto para contribuir al borrador del Real Decreto sobre Regulación de la publicidad de alimentos y bebidas dirigida al público infantil que estaba preparando el Ministerio de Consumo. En ese escrito, las empresas productoras de frutas y hortalizas exponían que su capacidad económica es insuficiente para competir por el espacio disponible para publicidad en los medios de comunicación. Y ofrecían un dato demoledor: solo el 8 % de los anuncios de comida que ven los menores en la televisión corresponden a alimentos con un perfil nutricional plenamente saludable, mientras que el 45 % de los anuncios promueven productos con un perfil nutricional negativo o muy negativo.

31. Informe de la Nutrición Mundial, *Medidas en materia de equidad para poner fin a la malnutrición*, Development Initiatives Poverty Research. Bristol (Reino Unido), 2020. Disponible en: <https://globalnutritionreport.org/documents/605/2020_Global_Nutrition_Report_Spanish.pdf>.

32. Alimentarse a diario de manera saludable requiere pensar menús y preparar comidas, ir a la compra, prestar atención a las ofertas, saber interpretar las etiquetas, escoger unos alimentos en lugar de otros y pasar de largo en los estantes de ultraprocesados. Exige no sucumbir, no despistarse y sortear las trampas del «no pasa nada» y de la falsa excepcionalidad. Para plantearnos todas estas cosas —no digamos ya ejecutarlas— necesitamos tiempo. El principal potenciador de la comida basura es el tiempo que nos falta. Más información: <https://ctxt.es/es/20230601/Firmas/42877/ultraprocesados-laura-caorsi-alimentacion-malnutricion-obesogenico-pobresidad-tiempo-dinero-clase-social.htm>.

33. En España, durante 2022, cada persona realizó una ingesta aproximada de 583,48 kg o litros de comida y bebida dentro del hogar. Aunque compramos comida fresca —frutas, hortalizas, carnes, pescados, mariscos, moluscos, pan y huevos frescos—, el 62,7 % de lo que nos llevamos a casa son alimentos secos o envasados. Y, aunque aún vamos al mercado o compramos por internet, nuestros espacios favoritos para comprar comida son el hipermercado, el supermercado y las tiendas de autoservicio, que distribuyen el 62,3 % del volumen total. Datos recogidos en el Informe anual de Consumo Alimentario, publicado por el Ministerio de Agricultura, Pesca y Alimentación. Información completa, aquí: <https://www.mapa.gob.es/eu/alimentacion/temas/consumo-tendencias/informe-consumo-2022-baja-res_tcm35-655390.pdf>.

34. Patel desarrolla esta idea en su libro *Obesos y famélicos*, donde rastrea el origen de este tipo de comercios, describe las características del primero que se patentó en Estados Unidos, en 1917, y analiza el impacto que supuso en los modelos de consumo alimentario.

35. Según el semiólogo Charles Sanders Pierce, un representamen es un signo que está en lugar de un objeto para generar un interpretante, esto es, para producir un pensamiento o efecto mental en la persona que observa ese signo.

36. La palabra «simulacro» tiene varias acepciones. La citada aquí es la tercera que figura en el *Diccionario de la lengua española*: «Ficción, imitación, falsificación».

37. J. BAUDRILLARD, *Cultura y simulacro*, Editorial Kairós, 1978.

38. La palabra «fantasía» también tiene varias acepciones. Nos interesan la primera, la cuarta y la quinta: (1) Facultad que tiene el ánimo de reproducir por medio de imágenes las cosas pasadas o lejanas, de representar las ideas en forma sensible o de idealizar las reales. (4) Grado superior de la imaginación; la imaginación en cuanto inventa o produce. (5) Ficción, cuento, novela o pensamiento elevado e ingenioso.

39. Un estudio publicado en 2023 por el Departamento de Medicina Preventiva de la Facultad de Medicina de la Universidad de São Paulo (Brasil) determinó que seis de cada diez productos ultraprocesados presentan, al menos, una estrategia promocional. El 30 % de ellos utiliza más de una simultáneamente. La estrategia de promoción más

frecuente es el uso de declaraciones de propiedades nutricionales, seguida de las declaraciones de propiedades saludables y el uso de personajes populares. Los edulcorantes acalóricos, los cereales de desayuno y las barras de granola, los zumos, néctares y bebidas con sabor a frutas, y otras bebidas azucaradas y sin azucarar son los productos con mayor prevalencia de este tipo de promociones en sus etiquetas. Más del 90 % de ellos emplean estas estrategias. Disponible en: <https://www.revistas.usp.br/rsp/article/view/214555>.

40. A. ERNAUX, *Mira las luces, amor mío*, Cabaret Voltaire, 2021.

41. La OMS recomienda una ingesta reducida de azúcares libres a lo largo de toda la vida. Aconseja que su consumo no supere el 10 % de la ingesta calórica total —unos 50 gramos—, pero señala que se podrían obtener beneficios adicionales reduciendo este consumo a menos del 5 % de la ingesta calórica total. Esto equivale a unos 25 gramos de azúcares libres al día en el caso de los adultos, y a 13-23 gramos diarios en el caso de los niños y adolescentes.

42. Además del calcio, estas galletas destacan su contenido en hierro y en seis vitaminas. Para obtener con este producto la mitad del hierro necesario en un día, tendríamos que consumir el 93 % del paquete. Para obtener la mitad de la vitamina A, la D y la B6, tendríamos que consumir casi dos paquetes de galletas. El precio de ese supuesto beneficio es ingerir entre 762 y 1.625 calorías, entre 48 y 103 gramos de azúcar, y entre 20 y 43 gramos de grasas saturadas.

43. El Eurobarómetro de Seguridad Alimentaria, publicado por la Autoridad Europea de Seguridad Alimentaria (EFSA) en 2022, desvela que el uso de aditivos preocupa al 36 % de la población europea y al 32 % de la población española.

44. En Europa, los aditivos alimentarios están sujetos a controles permanentes. La Comisión Técnica de Aditivos y Aromas Alimentarios de la EFSA evalúa su seguridad. Para ello, revisa todos los datos científicos relevantes disponibles, incluida la información sobre propiedades químicas y biológicas, toxicidad potencial y estimaciones de la exposición alimentaria humana. Basándose en estos datos, extrae conclusiones sobre la seguridad de los usos previstos del aditivo alimentario para los consumidores. Más información: <https://www.efsa.europa.eu/es/topics/topic/food-additives>.

45. Lo que se entiende por «producción ecológica», así como el etiquetado de los productos que se ajustan a ella, está regulado por el Reglamento europeo 2018/848, que sienta los principios de la producción ecológica y establece las normas aplicables a dicha producción, a su certificación y al uso de indicaciones al respecto en el etiquetado y la publicidad. Se puede consultar en este enlace: <https://eur-lex.europa.eu/legal-content/ES/TXT/PDF/?uri=CELEX:02018R0848-20230221>.

46. J. M. LÓPEZ NICOLÁS, *Vamos a comprar mentiras. Alimentos y cosméticos desmontados por la ciencia*, Ediciones Cálamo, 2016.

47. J. BASULTO, *No lo compres, que te lo comes. La mejor forma de combatir nuestro impulso de ingerir alimentos malsanos es no tenerlos a mano*, artículo publicado en el diario *El País* en el año 2018. Disponible en: <https://elpais.com/elpais/2018/05/04/ciencia/1525432563_850614.html>.

48. Hay muchos otros casos de nombres de fantasía sugerentes. Por ejemplo: las galletas B-Ready Ligera, los cereales Fitness o Go Free, los panes de Thins o The Rustik Bakery, o los yogures Densia, Activia, Vitalínea o Actimel.

49. La fórmula de la «Sugerencia de presentación» está recogida en la Comunicación de la Comisión sobre la aplicación del principio de la declaración cuantitativa de los ingredientes (QUID), publicada en 2017 en el Diario Oficial de la Unión Europea. Disponible en: <https://eur-lex.europa.eu/legal-content/ES/TXT/PDF/?uri=CELEX:52017XC1121(01)&from=EN>.

Esta fórmula permite hacer una excepción a lo que establece el artículo 22 del Reglamento 1169/2011, que parecía venir a solucionar un problema muy frecuente: la presentación de imágenes de ingredientes que no estaban en el producto. En el pasado —con la norma de etiquetado anterior a la de 2011— el Tribunal de Justicia tuvo que aclarar que si el ingrediente no estaba en el producto no podía resaltarse con una imagen en el etiquetado. Sin embargo, esta referencia en el QUID abre una puerta para que la nueva regulación del artículo 22 pueda convivir con la vieja sugerencia de presentación. En la práctica, utilizar la frase «Sugerencia de presentación» permite poner la misma foto de cosas que no están en el producto que la nueva regulación supuestamente prohíbe.

50. Hay información detallada sobre las DOP e IGP en esta página de preguntas frecuentes del Ministerio de Agricultura, Pesca y Alimentación (MAPA): <https://www.mapa.gob.es/es/alimentacion/temas/calidad-diferenciada/faqagroalim_tcm30-426478.pdf>.

51. Las Denominaciones de Origen Protegidas (DOP) y las Indicaciones Geográficas Protegidas (IGP) están controladas por Consejos Reguladores. El Ministerio de Agricultura, Pesca y Alimentación (MAPA) ofrece más información sobre los productos de calidad diferenciada y el papel de estas organizaciones en esta página: <https://www.mapa.gob.es/es/alimentacion/temas/calidad-diferenciada/dop-igp/>.

52. Las características específicas del queso manchego están recogidas en la página web del Consejo Regulador del producto. Esta es su dirección: <https://www.quesomanchego.es/queso-manchego/>.

53. Una vez que una Denominación de Origen Protegida o una Indicación Geográfica Protegida están inscritas en el registro de la Unión Europea, gozan de derechos de Propiedad Intelectual. Hay más información sobre este punto en esta página web de la Dirección General de Ciudadanía y Gobierno Abierto: <https://administracion.gob.es/pag_Home/Tu-espacio-europeo/derechos-obligaciones/empresas/inicio-gestion-cierre/derechos/denominaciones-origen.html>.

54. Diversos trabajos de investigación dan cuenta de la pobre calidad nutricional de los alimentos dirigidos al público infantil. Uno de los primeros se publicó en 2007 en la revista *Obesity Reviews*. El trabajo se centraba en los productos alimenticios que hay en los supermercados y que se dirigen a niños. La autora del estudio llamó a estos productos «alimentos divertidos» por las características de sus envoltorios, pensados para atraer a los pequeños. La investigación constató que casi nueve de cada diez de los productos analizados podrían clasificarse como «de baja calidad nutricional», a causa de sus altos niveles de azúcar, grasa o sal. Se puede consultar aquí: <https://onlinelibrary.wiley.com/doi/10.1111/j.1467-789X.2007.00418.x>.

55. Casabona desarrolla este concepto en el artículo *Ir de compras con los niños sin berrinches, ¿es posible?*, publicado en 2018 en la revista *Consumer*. Disponible aquí: <https://www.consumer.es/alimentacion/ir-de-compras-con-los-ninos-sin-berrinches-es-posible.html>.

56. La promoción se lanzó en 2019 y ya no está activa. Sin embargo, aún queda una página con información sobre la campaña en la web del fabricante: <https://www.nocilla.es/batman#> (Última visita realizada el 11 de enero de 2024).

57. El artículo *Galletas dinosaurio, ética médica y lo que pasa en la calle*, publicado por el periodista e investigador Félix A. Morales, en febrero de 2016, amplía la información sobre este punto. Disponible aquí: <https://concisate.es/2016/02/13/galletas-dinosaurio-etica-medica-y-lo-que-pasa-en-la-calle/>.

58. El dato está recogido en el Informe sobre el Impacto social y económico de 2015, publicado por la Asociación Española de Pediatría en enero de 2016. Disponible aquí: <https://www.aeped.es/sites/default/files/informe_transparencia_aep_2015.pdf>.

59. El documento completo se puede consultar en esta página web de la Asociación Española de Pediatría, que también ofrece la posibilidad de descargarlo: <https://www.aeped.es/comite-nutricion-y-lactancia-materna/nutricion-infantil/documentos/aclaracion-aep-sobre-las-galletas>.

60. M. A. LURUEÑA, *Que no te líen con la comida. Una guía imprescindible para saber si estás comiendo bien*, Planeta, 2021.

61. Hay más información en este documento, publicado por la AESAN en julio de 2022, donde los siete países europeos que utilizan Nutri-Score acuerdan actualizar el algoritmo para reforzar su efectividad: <https://www.aesan.gob.es/AECOSAN/docs/documentos/Nutri_Score/nota_F_ES.pdf>. La última actualización de este sistema entró en vigor el 1 de enero de 2024. Portugal fue el último país en incorporarse: adoptó Nutri-Score el 4 de abril de 2024: <https://diariodarepublica.pt/dr/detalhe/despacho/3637-2024-859190971>.

62. Universidad de Carolina del Norte, *Etiquetado frontal de alimentos (FOP). Empoderar a los consumidores y promover dietas saludables*. Programa mundial de investigación alimentaria, 2021. Disponible en: <https://www.globalfoodresearchprogram.org/wp-content/uploads/2022/10/FOP_Factsheet_HSR_update.pdf>.

63. Un símbolo no es algo acabado ni tiene por qué permanecer inalterable a lo largo del tiempo. Siempre existe la posibilidad de convertirlo en algo diferente a lo que significaba en un principio. Incluso

es posible apropiarse de un elemento peyorativo, negativo o antagónico para que termine obrando a nuestro favor.

64. En la web francesa de McDonald's hay un apartado específico dedicado a los compromisos de la compañía y sus exigencias de calidad. En él, una página titulada *Nutri-Score: la transparencia por delante de todo* presenta este tipo de etiquetado frontal, explica cómo acceder a esta información en los terminales de compra y detalla que Nutri-Score se utiliza en más de cuatrocientos productos de esta empresa. Se puede consultar aquí: <https://www.mcdonalds.fr/nos-engagements/notre-exigence-qualite/c-est-quoi-le-nutri-score>.

65. Decreto n.° 272/018, promulgado el 29 de agosto de 2018, por el que se aprueba la modificación del reglamento bromatológico nacional, relativo al rotulado de alimentos. Disponible aquí: <https://www.impo.com.uy/bases/decretos/272-2018/1>.

66. Modelo de perfil de nutrientes de la Organización Panamericana de la Salud (2016). Disponible en: <https://iris.paho.org/bitstream/handle/10665.2/18622/9789275318737_spa.pdf>.

67. Decreto n.° 246/020, publicado el 8 de septiembre de 2020, por el que se modifican los anexos I y III del decreto n.° 272/018. Disponible aquí: <https://www.impo.com.uy/diariooficial/2020/09/08/3>.

68. Decreto n.° 34/021, publicado el 26 de enero de 2021, por el que se modifica el anexo del decreto n.° 246/020. Disponible aquí: <https://www.impo.com.uy/bases/decretos-reglamento/34-2021/1>.

69. El doctor en Salud Pública y también dietista-nutricionista Patricio Pérez Armijo se ha especializado en el análisis de los etiquetados frontales de alimentos. Aborda este tema en profundidad en su tesis doctoral, titulada *Etiquetado frontal de alimentos: percepción, comprensión y cambios en la intención de compra en población española con y sin enfermedades crónicas. Un estudio comparativo entre Nutri-Score y Sellos de Advertencia.*

70. En los productos lácteos, es obligatorio indicar el país de procedencia de la leche desde el 22 de enero de 2019, tal como establece el Real Decreto 1181/2018.

71. Entre esas sustancias se incluyen también los coadyuvantes tecnológicos. Estos no se consumen como alimentos en sí mismos, sino que se utilizan de forma intencionada en la transformación de ma-

terias primas, alimentos o de sus ingredientes para cumplir un determinado propósito tecnológico durante el tratamiento o la transformación, y pueden dar lugar a la presencia involuntaria, pero técnicamente inevitable, en el producto final de residuos de la propia sustancia o de sus derivados. Hay más información en esta página de la Agencia Española de Seguridad Alimentaria y Nutrición (AESAN): <https://www.aesan.gob.es/AECOSAN/docs/documentos/seguridad_alimentaria/gestion_riesgos/Preguntas_coadyuvantes.pdf>.

72. La indicación del país de origen o del lugar de procedencia para la carne fresca, refrigerada o congelada de porcino, ovino, caprino y aves de corral está recogida en el Reglamento europeo 1337/2013. Se puede consultar aquí: <https://www.boe.es/doue/2013/347/L00671-00854.pdf>.

73. *Esa lista de ingredientes no fue escrita para ti*, revista *Ctxt*. Disponible en: <https://ctxt.es/es/20220801/Firmas/40094/ultraprocesados-laura-caorsi-alimentacion-ingredientes-problemas-de-vision-reclamo-nutricional.htm>.

74. El Reglamento 1924/2006 sobre declaraciones nutricionales y propiedades en los alimentos utiliza en varios de sus artículos la referencia al «consumidor medio», pero no la define. En cambio, hace referencia a su creación en la exposición de motivos (esto es, en la parte inicial, donde se explican los antecedentes y razones de la norma). El «considerando 15» nos explica que el consumidor medio es una «figura teórica» que «está normalmente informado y es razonablemente atento y perspicaz, teniendo en cuenta factores sociales, culturales y lingüísticos, según la interpretación que ha hecho de este concepto el Tribunal de Justicia». Se puede leer aquí: <https://www.boe.es/doue/2006/404/L00009-00025.pdf>.

75. Las encontramos definidas en el Real Decreto 1124/1982, por el que se aprueba la Reglamentación Técnico-Sanitaria para la Elaboración, Fabricación, Circulación y Comercio de Galletas.

76. Estas normas internacionales están impulsadas y respaldadas por la Organización de las Naciones Unidas para la Alimentación y la Agricultura (FAO) y por la Organización Mundial de la Salud (OMS). Su objetivo es garantizar alimentos inocuos y de calidad a todas las personas en cualquier parte del mundo.

77. El texto del Código Alimentario Español se aprobó en el decreto 2484/1967. El documento define qué se entiende por alimentos, condimentos, estimulantes, bebidas y demás productos y materias incluidos en él; determina las condiciones mínimas que han de reunir estos productos y establece las condiciones básicas de los procedimientos de preparación, conservación, envasado, distribución, transporte, publicidad y consumo de alimentos.

78. M. GARCÍA, *El jamón de York no existe*, La Esfera de los Libros, 2019.

79. La definición de kétchup se encuentra en el Real Decreto 858/1984, que regula la elaboración, circulación y comercio de Salsas de Mesa.

80. El Real Decreto 271/2014 define el «yogur» o «yoghourt» como el producto de leche coagulada obtenido por fermentación láctica mediante la acción de *Lactobacillus delbrueckii subsp. bulgaricus* y *Streptococcus thermophilus*. También especifica que el conjunto de los microorganismos productores de la fermentación láctica deben ser viables y estar presentes en la parte láctea del producto terminado en cantidad mínima de 1 por 107 unidades formadoras de colonias por gramo o mililitro.

81. En 2008 hubo una curiosa excepción protagonizada por la Yogonesa. Este producto era una mayonesa «con yogur» que en realidad no tenía lo que la norma definía en ese momento como yogur. Resulta sorprendente que, a pesar de la infracción «de las normas reguladoras de la composición del yogur y del etiquetado de productos alimenticios con tal ingrediente», su publicidad no fue considerada ilícita por el Tribunal Supremo. La Sentencia 365/2008, de 19 de mayo de 2008, está disponible en el siguiente enlace: <https://www.poderjudicial.es/search/AN/openDocument/1a8541d2c384a5fe/20080612>.

82. Los distintos modos de nombrar los alimentos están recogidos en el Reglamento europeo 1169/2011, que regula la información alimentaria facilitada al consumidor.

83. Los ingredientes se deben presentar en orden decreciente, pero hay un par de excepciones a esta norma. Los ingredientes que constituyen menos del 2 % del producto acabado pueden enumerarse en un orden distinto después de los demás ingredientes. Asimismo, las mez-

clas de especias o plantas aromáticas, en las que no predomine perceptiblemente ninguna en porcentaje de peso, pueden enumerarse en otro orden, a condición de que la lista de ingredientes vaya acompañada de una indicación del tipo «en proporción variable». Estas excepciones están recogidas en el anexo VII, parte A, del Reglamento europeo 1169/2011.

84. El concentrado de frutas es un zumo al que se le ha quitado una parte importante del agua. Así, un «zumo a partir de concentrado», como el que se utiliza aquí, es un concentrado al que se le ha vuelto a añadir el agua; un zumo reconstituido. Hay más información al respecto en este artículo: <https://www.consumer.es/alimentacion/cual-es-la-diferencia-entre-un-zumo-y-un-nectar-de-frutas.html>.

85. Esta lista pertenece al producto «Ensaladilla de cangrejo *Ensalandia*», fabricado por Egrin Alimentación S. L. (información consultada por última vez el 16 de enero de 2024).

86. Esta lista pertenece al producto «Pasta alimenticia fresca al huevo rellena con queso mascarpone y preparado de trufa», fabricado por Comercial Gallo S. A. U. (información consultada por última vez el 16 de enero de 2024).

87. Se puede ampliar la información sobre este tema en el artículo *Qué son los ingredientes compuestos y cómo deben figurar en la etiqueta*, publicado en la revista *Consumer*, octubre 2021. Está disponible aquí: <https/www.consumer.es/seguridad-alimentaria/que-es-ingre­diente-compuesto-como-figurar-en-etiqueta.html>.

88. Food Drink Europe, *Datos y tendencias de la industria de alimentos y bebidas de la Unión Europea*, 2022. Disponible en: <https://www.foodrinkeurope.eu/wp-content/uploads/2023/01/FoodDrink Europe-Data-Trends-2022-digital.pdf>.

89. En la actualidad, hay veinticinco países cuyo Producto Interior Bruto (PIB) es inferior a los 1.900 millones de euros, según los datos del Banco Mundial. La institución ofrece más información aquí: <https://datos.bancomundial.org/indicador/NY.GDP.MKTP.CD?end=2022&most_recent_value_desc=false&start=2022&view=bar>.

90. Food Drink Europe, *Datos y tendencias de la industria de alimentos y bebidas de la Unión Europea*, 2022.

91. Statista. *Valor de mercado de alimentos y bebidas de «etiqueta*

limpia» en todo el mundo de 2020 a 2021, con una previsión para 2026. Las cifras recogidas en el estudio están expresadas en «billones de dólares americanos». El billón, en los países de habla inglesa, equivale a mil millones y no a un millón de millones, como sucede en los países hispanohablantes.

92. Según el *Informe anual de la industria alimentaria española, periodo 2021-2022*, en nuestro país hay 30.260 empresas de alimentación y bebidas. El 96,5 % de ellas cuenta con menos de cincuenta empleados (29.214) y el 79,5 % tiene menos de diez (24.061).

93. Los aditivos alimentarios están definidos en el Reglamento (CE) 1333/2008 del Parlamento Europeo y del Consejo, publicado el 16 de diciembre de 2008.

94. En este enlace puedes consultar todas las modificaciones que se le han hecho al reglamento de los aditivos alimentarios desde que se publicó: <https://eur-lex.europa.eu/legal-content/ES/TXT/HTML/?uri=CELEX:02008R1333-20230322#tocId2>.

95. Un zumo de fruta no equivale a una pieza de fruta, ni siquiera cuando es natural. Los azúcares del zumo ingresan en nuestro cuerpo con mayor rapidez y el organismo los absorbe con mayor facilidad, lo que genera una respuesta metabólica distinta. Diversos estudios señalan que el consumo excesivo de zumos está asociado a un mayor riesgo de sufrir obesidad, diabetes y síndrome metabólico. A la amplia bibliografía que hay al respecto, recientemente se ha sumado una revisión sistemática y metaanálisis. El trabajo, publicado en *Jama Pediatrics* en enero de 2024, indica que el consumo de zumo de fruta 100 % está relacionado con una mayor ingesta de calorías y se asocia con el aumento de peso corporal en niños y adultos. Se puede consultar aquí: <https://jamanetwork.com/journals/jamapediatrics/fullarticle/2813987>.

96. La hidrolización o dextrinización es un proceso que rompe algunas moléculas de los alimentos y las transforma en moléculas más pequeñas. Puede convertir los carbohidratos de cadena larga —almidones y féculas— en otros de cadena más corta, algunos de los cuales pasan a ser azúcares. Para obtener azúcares mediante la hidrólisis, además de agua, la legislación permite el uso de determinados coadyuvantes tecnológicos, como ácido sulfúrico (E-513), ácido clorhídrico

(E-507), carbonato sódico (E-500i), bisulfito sódico o metabisulfito sódico (E-223) e hidróxido de amonio (E-527).

97. «Libre soy», canción de la película *Frozen* compuesta por Kristen Anderson-Lopez y Robert Lopez (2013). Se puede escuchar aquí: <https://youtu.be/rVjI9YRc4pE>.

98. En febrero de 2022, la EFSA publicó un informe científico sobre el *Nivel máximo tolerable de ingesta de azúcares en la dieta*. Si bien los autores no pudieron establecer un límite máximo concreto, confirmaron la relación entre estos azúcares y una serie de problemas de salud. Así, afirman que la evidencia respalda las recomendaciones previas de limitar su ingesta.

99. El *Estudio de Nutrición y Riesgo Cardiovascular* (ENRICA), publicado en 2011, mide la frecuencia y la distribución de los principales componentes de la historia natural de la enfermedad cardiovascular en España, incluyendo el consumo alimentario y otros factores de riesgo conductuales, factores de riesgo biológicos, daño precoz en órganos diana y morbilidad diagnosticada. En este trabajo, desarrollado por el Departamento de Medicina Preventiva y Salud Pública de la Facultad de Medicina de la Universidad Autónoma de Madrid, se contó con la participación de 11.991 personas mayores de dieciocho años. Está disponible aquí: <https://www.revespcardiol.org/es-justificacion-metodos-del-estudio-sobre-articulo-S0300893211005549>.

100. El ejemplo más reciente es el estudio *Consumo de azúcar añadido en niños españoles (7-12 años) y densidad de nutrientes de los alimentos que contribuyen a dicho consumo*, publicado en 2023 por investigadores de la Universidad de Granada, que revela que los niños españoles comprendidos entre estas edades consumen 55,7 g/día de azúcares añadidos.

101. Los datos se encuentran recogidos en el *Plan de acción para eliminar los ácidos grasos trans de producción industrial 2020-2025*. En ese documento, la OPS también pone de relieve que «es totalmente factible recurrir a la regulación para sustituir de forma rápida y completa los ácidos grasos trans derivados de los aceites parcialmente hidrogenados en el suministro de alimentos y limitar los AGT procedentes de otras fuentes al 2 % del total de grasas o menos. Los grandes productores de grasas y aceites, los fabricantes de productos procesados y ultra-

procesados y las cadenas de productos alimenticios y restaurantes han tenido tiempo más que suficiente para prepararse para la implantación de las medidas regulatorias».

102. Desde el 1 de abril de 2021, se «restringe» la presencia de grasas trans —que no sean las que están presentes de forma natural en las grasas de origen animal— a un «máximo de 2 gramos por cada 100 gramos de grasa en alimentos destinados al consumidor final y en alimentos destinados al suministro a minoristas». Esto se debe a la inclusión de dicho nutriente en el anexo III del Reglamento 1925/2006. Más información disponible aquí: <https://eur-lex.europa.eu/legal-content/ES/TXT/?uri=celex%3A32019R0649>.

103. En 2014, el consumo de aceite en el ámbito doméstico fue de 13,26 litros por persona y año. Es decir, un total de 615.792.597 litros. Datos recogidos en el *Informe del Consumo de Alimentación en España 2014*, publicado por el Ministerio de Agricultura, Alimentación y Medio Ambiente.

104. En 2014, España fue el tercer país de la Unión Europea que más aceite de palma importó. Se compraron 1.228.607,9 Tm, de las cuales el 10 % se destinaron a la industria alimentaria. Más del 80 % del aceite de palma se utiliza como biocombustible, y el resto se emplea en la industria oleoquímica, en cosmética y en alimentación animal. Datos recogidos en el *Informe económico del aceite de palma en España 2018*, de la Fundación Española del Aceite de Palma Sostenible.

105. La población residente en España en 2014 era de 46.439.864 habitantes, según el Instituto Nacional de Estadística (INE). Datos disponibles aquí: <https://www.ine.es/prensa/np917.pdf>.

106. En 2023, un equipo de investigadores del Instituto de la Grasa, perteneciente al Consejo Superior de Investigaciones Científicas (CSIC), publicó un estudio que valora distintos tipos de grasas en función de su calidad nutricional. El aceite de colza obtuvo sesenta y ocho puntos, igual que el de girasol, y quedó muy por delante de otras grasas que utilizamos con frecuencia, como la mantequilla o la margarina. El aceite de oliva virgen extra se colocó en primer lugar, con cien puntos. El trabajo, publicado en la revista *Nutrients*, está disponible aquí: <https://www.mdpi.com/2072-6643/15/9/2127>.

107. Hay información más detallada sobre los efectos del consu-

mo excesivo de sal en esta página de la OMS: <https://www.who.int/es/news-room/fact-sheets/detail/salt-reduction>.

108. Datos del Estudio ANIBES. Fuentes alimentarias de sodio aportadas por los grupos y subgrupos de alimentos y bebidas en la población de nueve a setenta y cinco años. Excluido el sodio procedente de la sal añadida en la mesa y durante el cocinado.

109. La Agencia Española de Seguridad Alimentaria y Nutrición (AESAN) estima que, en nuestro país, entre el 1 % y el 3 % de los adultos, y entre el 4 % y el 6 % de los niños sufren consecuencias adversas para la salud cuando consumen determinados alimentos o ingredientes alimentarios. Para ampliar la información se puede visitar esta página web: <https://www.aesan.gob.es/AECOSAN/web/para_el_consumidor/ampliacion/alergias.htm>.

110. Esta información está recogida en el anexo II del Reglamento europeo 1169/2011 del Parlamento y del consejo.

111. Esta información está recogida en el anexo III del Reglamento europeo 1169/2011 del Parlamento y del consejo. Se pueden consultar ambos anexos en este enlace: <https://eur-lex.europa.eu/legal-content/ES/TXT/HTML/?uri=CELEX:02011R1169-20180101#tocId71>.

112. Según expone el Reglamento europeo 1924/2006, solo podrá declararse que se ha reducido el contenido de uno o más nutrientes, así como efectuarse cualquier otra declaración que pueda tener el mismo significado para el consumidor, si la reducción del contenido es de, como mínimo, el 30 % en comparación con un producto similar, excepto para micronutrientes —en los que será admisible una diferencia del 10 % en los valores de referencia establecidos en la Directiva 90/496/CEE del Consejo—, y para el sodio, o el valor equivalente para la sal, en que será admisible una diferencia del 25 %. Las declaraciones en las que se afirme que un producto es *«light»* o «lite» —ligero—, y cualquier otra declaración que pueda tener el mismo significado para el consumidor, deberán cumplir las mismas condiciones que las establecidas para el término «contenido reducido»; asimismo, la declaración deberá estar acompañada por una indicación de la característica o características que hacen que el alimento sea *«light»* o «lite» —ligero.

113. «Valores nutricionales de referencia» (VNR) es un término general que engloba un conjunto de valores de referencia de nutrientes y que incluye las «necesidades medias» (NM), las «ingestas de referencia para la población» (IRP), las «ingestas adecuadas» (IA) y los «rangos de ingesta» de referencia para macronutrientes (IR). Estos valores indican a los profesionales la cantidad de un nutriente que se necesita para que una persona o un grupo de personas, por lo demás sanas, sigan gozando de buena salud. Los VNR también incluyen el «nivel superior de ingesta tolerable» (NS), que es la cantidad máxima de un nutriente que se puede consumir de forma segura durante un periodo prolongado. Hay más información en esta página web de la Autoridad Europea de Seguridad Alimentaria (EFSA): <https://www.efsa.europa.eu/es/topics/topic/dietary-reference-values>.

114. Estos valores están detallados en el anexo XIII del Reglamento europeo 1169/2011. Se pueden consultar aquí: <https://www.boe.es/doue/2011/304/L00018-00063.pdf>.

115. Las declaraciones nutricionales autorizadas están recogidas en el anexo del Reglamento europeo 1926/2006. Se aprecian con facilidad en esta tabla elaborada por la Agencia Española de Seguridad Alimentaria y Nutrición: <https://www.aesan.gob.es/AECOSAN/docs/documentos/seguridad_alimentaria/gestion_riesgos/Tabla_declaraciones_NUTRICIONALES_autorizadas.pdf>.

116. La información nutricional es una herramienta de salud pública. La Agencia Española de Seguridad Alimentaria y Nutrición (AESAN) subraya esta idea en el marco de una campaña que desarrolló hace años para concienciar a las personas y aportarles conocimientos sobre cómo leer el etiquetado de los productos alimenticios. Los materiales están disponibles en esta página web: <https://www.aesan.gob.es/AECOSAN/web/seguridad_alimentaria/campanyas/campanya_etiquetado.htm>.

117. El artículo de Miguel Ángel Lurueña, publicado en la revista *Consumer* y titulado *El secreto de las patatas con sabor a huevo frito y otros aromas alimentarios*, está disponible en este enlace: <https://www.consumer.es/seguridad-alimentaria/patatas-sabor-huevo-frito-secreto.html>.

118. Se puede acceder al tuit y a las respuestas a través del siguien-

te enlace: <https://twitter.com/lauracaorsi/status/138405623958006 1700>.

119. Juego de palabras. «Presunto», que en español significa «supuesto», en portugués significa «jamón».

120. La lista de ingredientes completa de este producto es: maíz, grasa vegetal de palma, sal, aroma y colorante E-160b.

121. El producto, que actualmente no se comercializa, son unas *gyozas* de trufa y *foie*, de la marca Deluxe (Lidl).

122. Para leer todas las respuestas, se puede consultar la publicación en X a través del siguiente enlace: <https://twitter.com/PorcentajeJusto/status/1468853036302966784>.

123. El Reglamento (CE) n.º 543/2008 define al *foie gras* como el hígado de la oca o de patos de las especies *Cairina muschata* o *Cairina muschata x Anas platyrhynchos* que hayan sido cebados de tal manera que se produzca una hipertrofia celular adiposa del hígado. Los hígados de pato deben tener un peso neto mínimo de 300 gramos; los de oca, un peso neto mínimo de 400 gramos. En este enlace se accede a la normativa: <https://eur-lex.europa.eu/legal-content/ES/TXT/PDF/?uri=CELEX:02008R0543-20121227&from=EN>.

124. El 60 % del tiempo que permanecemos en los supermercados lo dedicamos a recorrer los pasillos y solo necesitamos veinticinco segundos para elegir un producto de alimentación. Estas son dos de las principales conclusiones de un estudio realizado en 2021 por la Universidad Complutense de Madrid en colaboración con la empresa Campofrío. En el proyecto se emplearon técnicas de neuromarketing para analizar qué sienten, observan y viven las personas a lo largo del proceso de compra. En este enlace hay más información: <https://www.ucm.es/file/np-catedra-shopperlab-sept-2021>.

125. El reglamento, publicado en 2006, expone que «en el etiquetado y la publicidad de productos alimenticios en algunos Estados miembros se utiliza una amplia variedad de declaraciones relativas a sustancias que no han demostrado ser beneficiosas o sobre las que no existe en la actualidad un consenso científico suficiente». Además, afirma que los alimentos que se promocionan con estas declaraciones «pueden alentar a los consumidores a tomar decisiones que influyan directamente en su ingesta total de nutrientes concretos o de otras sustancias de una manera

que sea contraria a los conocimientos científicos», y señala que «para contrarrestar este posible efecto indeseable, es adecuado imponer una serie de restricciones por lo que respecta a los productos acerca de los cuales se efectúan declaraciones». Se puede leer completo en este enlace: <https://www.boe.es/doue/2006/404/L00009-00025.pdf>.

126. Este dato está recogido en el punto 4 del Reglamento 432/2012.

127. El caso de Dannon Co. fue noticia en varios medios de comunicación. Un ejemplo es este artículo de la BBC: <https://www.bbc.com/mundo/noticias/2010/12/101217_dannon_danone_activia_actimel_rg>.

128. En España existe un Plan Nacional de Control Oficial de la Cadena Alimentaria (PNCOCA), que coordina el Estado (AESAN) y en el que las comunidades autónomas son las competentes para inspeccionar los incumplimientos. Esto se hace conforme a un conjunto de normas imperfecto —o, al menos, inacabado—, porque el Tribunal Constitucional anuló las infracciones de la Ley de defensa de la calidad alimentaria, por falta de competencia del Estado. El problema es que se ha minusvalorado la importancia de las cuestiones de etiquetado, presentación y publicidad. Así, el objetivo de persecución de las infracciones de información obligatoria y voluntaria se centra en aquellas «sin repercusiones en seguridad alimentaria y nutrición». Además, la publicidad se entiende como una cuestión «privada». Queda fuera de la refundición de normas de la Ley General para la Defensa de los Consumidores y Usuarios (LGDCU) e incluso se ha justificado el tratamiento jurídico-privado de la misma en ámbitos que afectan a la salud, con una excepción: los medicamentos.

- El PNCOCA se puede consultar aquí: <https://www.consumo.gob.es/sites/consumo.gob.es/files/consumo_masinfo/doc_28_pncoca_2021_2025_v3_espana_rev_2.pdf>.
- Las disposiciones sancionadoras, aquí: <https://www.consumo.gob.es/sites/consumo.gob.es/files/consumo_masinfo/normativa_sancionadora_pncoca_2021-2025.pdf>.
- La fuente de la afirmación del carácter privado de la publicidad, aquí: <https://scielo.isciii.es/scielo.php?script=sci_arttext&pid=S1886-58872020000300026&lng=es&nrm=iso&tlng=es>.

129. Puede ocurrir que, en algunas botellas de aceite de oliva, se indique que hay 91 o 92 g de grasas en lugar de 100 g por cada 100 g de producto. Esto es así porque la legislación permite expresar este contenido atendiendo a su masa o atendiendo a su volumen. Si lo expresa como masa, será 100/100. Si lo expresa como volumen, será 92/100. La explicación está en la densidad del aceite de oliva virgen, que es de 0,916 kilogramos por litro. Algunos fabricantes redondean la cifra en 91 y otros, en 92.

130. Este es el enlace al capítulo mencionado, aunque actualmente el vídeo no se puede reproducir. En su lugar se lee el mensaje «contenido no disponible»: <https://www.atresplayer.com/lasexta/programas/te-lo-vas-a-comer/clips/el-fraude-de-las-conservas-pone-bonito-pero-es-otra-especie-asiatica_618291104beb2840129daba0/>.

131. Algunos ejemplos de la repercusión mediática que tuvo esta denuncia los encontramos en estos artículos de los diarios *El Mundo*, *El Norte de Castilla* y *20 Minutos*. Los enlaces para leer las noticias son, por orden, los siguientes:
- <https://www.elmundo.es/television/2021/11/02/61812bc821e fa0e1068b456f.html>.
- <https://www.elnortedecastilla.es/sociedad/chicote-desvela-programa-20211108145720-nt.html>.
- <https://www.20minutos.es/television/bonito-o-melva-asi-funciona-el-fraude-de-las-conservas-y-pescaderias-en-espana-4877076/>.

132. El Reglamento (CEE) 1536/92 por el que se aprueban unas normas comunes de comercialización para conservas de atún y de bonito se publicó en el Diario Oficial de las Comunidades Europeas el 9 de junio de 1992. Se accede a través de este enlace: <https://www.boe.es/doue/1992/163/L00001-00004.pdf>.

133. Las denominaciones comerciales de las distintas especies de pescado, así como su descripción, los métodos de producción y las normas de comercialización están recogidas en un completo registro de la Comisión Europea que se puede consultar online. Este es el enlace: <https://fish-commercial-names.ec.europa.eu/fish-names/species/thunnus-alalunga_es>.

134. El principio de Hanlon establece que nunca se debe atribuir a la maldad lo que se explica adecuadamente por la estupidez.

135. El Registro de declaraciones de propiedades saludables está disponible online y permite orientar las búsquedas según distintos criterios; entre ellos, permite discriminar las declaraciones que están aprobadas de las que no. Se puede visitar aquí: <https://ec.europa.eu/food/food-feed-portal/screen/health-claims/eu-register>.

136. La sucesión de modificaciones se ve en este listado de la AESAN que reúne los reglamentos de autorización de declaraciones de propiedades saludables bajo el artículo 13 posteriores al Reglamento (UE) 432/2012. Acceso: <https://www.aesan.gob.es/AECOSAN/web/seguridad_alimentaria/ampliacion/lista_art_13.htm>.

137. Las declaraciones de propiedades saludables distintas de las de reducción de riesgo de enfermedad y al desarrollo y la salud de los niños (artículo 13) autorizadas en el Reglamento (UE) 432/2012 están disponibles aquí: <https://www.aesan.gob.es/AECOSAN/docs/documentos/seguridad_alimentaria/gestion_riesgos/Tabla_declaraciones_autoriza das_art13.pdf>.

138. Las declaraciones nutricionales autorizadas en el anexo del Reglamento (CE) 1924/2006 están disponibles aquí: <https://www.aesan.gob.es/AECOSAN/docs/documentos/seguridad_alimentaria/gestion_riesgos/Tabla_declaraciones_NUTRICIONALES_autorizadas.pdf>.

139. El contenido de minerales, vitaminas y nutrientes presentes en las almendras y otros alimentos y bebidas está recopilado en la Base de Datos Española de Composición de Alimentos (BEDCA). La información es de libre acceso y se puede consultar online en este enlace: <https://www.bedca.net/bdpub/index.php>.

140. El artículo 4 de este reglamento expresa que «a más tardar, el 19 de enero de 2009, la Comisión, de conformidad con el procedimiento contemplado en el artículo 24, apartado 2, establecerá los perfiles nutricionales específicos y las condiciones, incluidas las exenciones, que deberán respetarse para la utilización de declaraciones nutricionales y de propiedades saludables de los alimentos o de determinadas categorías de alimentos».

141. La información, recopilada por la AESAN en 2019, está disponible en el siguiente enlace: <https://lauracaorsi.com/declaraciones-autorizadas-de-propiedades-saludables/>.

142. Según la BEDCA, el queso curado genérico contiene 848 mg de calcio por cada 100 g de producto. En la receta utilizamos 75 g de queso; por tanto, son 636 mg de calcio, que se suman a los que aportan la mantequilla y la leche. Esto nos da 793,05 mg de calcio en 572 g de producto o, lo que es lo mismo, 138,6 mg de calcio por cada 100 g. La legislación exige un mínimo de 120 mg / 100 g para poder utilizar las declaraciones nutricionales y de propiedades saludables.

143. Cálculos hechos con la información de la BEDCA, teniendo en cuenta el aporte de sodio del queso parmesano, la mantequilla, la leche y la harina, además de la sal que se agrega durante la elaboración de la receta.

144. En España, según el Instituto Nacional de Estadística (INE), el 7,7 % de la población se encuentra en situación de carencia material y social severa. A su vez, más del 2,6 % de la ciudadanía depende de los bancos de alimentos para poder comer, como refleja la Memoria Anual de la Federación Española de Bancos de Alimentos (FESBAL) 2022. Esto significa que alrededor de 1.250.000 personas dependen de la disponibilidad de existencias, la solidaridad y las donaciones de comida. Datos disponibles en los siguientes enlaces:

- INE: <https://www.ine.es/prensa/ecv_2022.pdf>.
- FESBAL: <https://drive.google.com/file/d/1HXtqduBRgN6e4 JZE1rQicIDzO_fI4LK9/view>.

145. Esto se conoce como mortandad simbólica del consumidor: elegir opciones diferentes a las mayoritarias implica un gran consumo de energía y un alto coste personal; sobre todo cuando se intenta sostener en el tiempo esas elecciones que van a contracorriente.

146. El sistema de Análisis de Peligros y Puntos de Control Crítico (APPCC), que establece un protocolo estandarizado para controlar la seguridad alimentaria y el cumplimiento de la normativa internacional, es un gran ejemplo. Este sistema permite identificar peligros específicos y medidas de control para garantizar la inocuidad de los alimentos. Es un instrumento que se centra en la prevención y que puede aplicarse a lo largo de toda la cadena alimentaria.

147. La información del Sistema de Alerta Rápida para Alimentos y Piensos está disponible aquí: <https://webgate.ec.europa.eu/rasff-window/screen/consumers>.

148. En España, las alertas alimentarias se publican y actualizan en la web de la AESAN. Se pueden consultar aquí: <https://www.aesan. gob.es/AECOSAN/web/seguridad_alimentaria/seccion/alertas_alimentarias.htm>.

149. En *Fuenteovejuna*, obra de Lope de Vega, publicada en 1619, el pueblo decide matar al comendador, un personaje injusto y cruel. Los responsables consiguen librarse del castigo gracias a la unidad del pueblo, ya que nadie delata a los autores materiales. Ningún vecino, ni aun siendo sometido a tortura, revela quiénes lo hicieron. Cuando el juez los interroga, siempre obtiene la misma respuesta:

—¿Quién mató al Comendador?

—Fuenteovejuna, Señor.

—¿Quién es Fuenteovejuna?

—Todo el pueblo, a una.

150. Esta información está detallada en el trabajo «Efectos de los riesgos dietéticos en la salud en 195 países, 1990-2017: un análisis sistemático para el Estudio de carga global de enfermedades 2017», publicado en *The Lancet* en 2019. Además, según el informe de 2023 del Observatorio Europeo de la Salud, aproximadamente un tercio (31 %) de todas las muertes en España en 2019 se puede atribuir a factores de riesgo conductuales, incluido el tabaquismo, los riesgos dietéticos y el consumo de alcohol y baja actividad física. El 10 % de las muertes se atribuyen a la mala alimentación; el 5 %, al consumo de bebidas alcohólicas. Se pueden consultar los datos en los siguientes enlaces:

- The Lancet: <https://www.thelancet.com/journals/lancet/article/PIIS0140-6736(19)30041-8/fulltext>.
- Observatorio Europeo de la Salud: https://eurohealthobservatory.who.int/publications/m/spain-country-health-profile-2023>

151. F. J. OJUELOS GÓMEZ, *El derecho de la nutrición*, Amarante, 2018.

152. Un yogur natural sin azucarar contiene 4 g de azúcar por cada 100 g. Si un yogur presenta 13 g de azúcar, se le han añadido 9 g, es decir, el 69,2 %.

153. Bebida *YoSoy* de chocoavena. Sus ingredientes son agua, avena (20 %), cacao (1,3 %), avellanas (1 %) y alga *Chrondrus Crispus*. No

lleva azúcar añadido, pero contiene 7,9 g de azúcar / 100 ml debido a la hidrolización de la avena.

154. *Posicionamiento sobre la definición de azúcares añadidos y su declaración en el etiquetado de los productos alimenticios en España.* Artículo publicado en la revista *Nutrición Hospitalaria* (2021). Disponible en: <http://dx.doi.org/10.20960/nh.03493>.

155. Reglamento (UE) 2021/2117 del Parlamento Europeo y del Consejo del 2 de diciembre de 2021. Disponible en: <https://eur-lex. europa.eu/legal-content/ES/TXT/PDF/?uri=CELEX:32021R2117>.

156. Comunicación de la Comisión (C/2023/1190). Preguntas y respuestas relativas a la aplicación de las nuevas disposiciones de la Unión Europea en materia de etiquetado de vinos tras la modificación del Reglamento (UE) n.º 1308/2013 del Parlamento Europeo y del Consejo y del Reglamento Delegado (UE) n.º 2019/33 de la Comisión. Disponible en: <https://eur-lex.europa.eu/legal-content/ES/TXT/ PDF/?uri=OJ:C_202301190>.

157. Millones de personas en nuestro país presentan miopía, astigmatismo o presbicia, los tres problemas oculares más frecuentes. Según el *Libro blanco de la salud visual en España*, publicado en 2022 por el Consejo General de Ópticos-Optometristas, el 76 % de la población reconoce tener algún problema de visión, el 64 % usa gafas graduadas y el 13 % usa lentes de contacto. Datos disponibles aquí: <https://www. cgcoo.es/libro-blanco-salud-visual-en-espana>.

158. M. F. CABEZAS HENRÍQUEZ, *Alfabetización alimentaria, autorregulación alimentaria y su asociación con la dieta, estado nutricional y bienestar de adultos en Chile*, 2021. Disponible en: <http:// repositorio.udec.cl/jspui/bitstream/11594/6692/1/Tesis%20Alfabetizacion%20alimentaria%2C%20autorregulacion%20alimentaria%20 y%20su%20asociacion%20con%20la%20dieta.pdf>.

159. Artículo 40.1 de la Ley 17/2011 de Seguridad Alimentaria y Nutrición, publicada en julio de 2011 en el Boletín Oficial del Estado. Se puede consultar aquí: <https://www.boe.es/eli/es/l/2011/07/05/17/ con>.

160. En la mayoría de las comunidades autónomas, los expertos en nutrición no forman parte de sus servicios básicos de salud, pese a que la mala alimentación está detrás de las principales enfermedades

crónicas. Los dietistas-nutricionistas son una pieza clave en la salud pública. Hay más información disponible en este artículo: <https://www.consumer.es/alimentacion/dietista-nutricionista-en-sistema-nacional-salud-atencion-primaria.html>.

Bibliografía

AGENCIA DE SALUD PÚBLICA DE CATALUÑA, *Pequeños cambios para comer mejor*, 2019. Disponible en: <https://salutpublica. gencat.cat/web/.content/minisite/aspcat/promocio_salut/ alimentacio_saludable/02Publicacions/pub_alim_salu_to thom/Petits-canvis/La-guia-peq-cambios-castella.pdf>.

AGENCIA ESPAÑOLA DE SEGURIDAD ALIMENTARIA Y NUTRICIÓN (AESAN), *Recomendaciones dietéticas saludables y sostenibles complementadas con recomendaciones de actividad física para la población española*, 2022. Disponible en: <https:// www.aesan.gob.es/AECOSAN/docs/documentos/nutricion/ RECOMENDACIONES_DIETETICAS.pdf>.

ANDRADE, G. C., L. A. Mais, C. Z. Ricardo, A. C. Duran y A. P. B. Martins, «Promoción de alimentos ultraprocesados en Brasil: uso combinado de reclamos y características promocionales en los envases», *Revista De Saúde Pública*, 57(1), 44, 2023. Disponible en: <https://doi.org/10.11606/s1518-8787.2023057004410>.

ASOCIACIÓN ESPAÑOLA DE PEDIATRÍA, *Informe sobre impacto social y económico 2015*, 2016. Disponible en: <https://www. aeped.es/sites/default/files/informe_transparencia_ aep_2015.pdf>.

ASOCIACIÓN PARA LA INVESTIGACIÓN DE MEDIOS DE COMUNI-

CACIÓN, *Marco general de los medios en España*, 2021. Disponible en: <https://www.aimc.es/a1mc-c0nt3nt/uploads/2021/02/marco2021.pdf>.

AUGÉ, M., *Los «no lugares», espacios del anonimato. Una antropología de la sobremodernidad*, Gedisa, 2000.

AUTORIDAD EUROPEA DE SEGURIDAD ALIMENTARIA (EFSA), *Eurobarómetro de Seguridad alimentaria*, Unión Europea, 2019. Disponible en: <https://www.efsa.europa.eu/sites/default/files/2022-09/EB97.2-food-safety-in-the-EU_report.pdf>.

—, «Nivel máximo tolerable de ingesta de azúcares dietéticos. Opinión científica», *EFSA Journal*, 2022, 20(2): 7074, 337 pp. Disponible en: <https://efsa.onlinelibrary.wiley.com/doi/full/10.2903/j.efsa.2022.7074>.

BASULTO, J., «No lo compres, que te lo comes», *El País*, 2018. Disponible en: <https://elpais.com/elpais/2018/05/04/ciencia/1525432563_850614.html>.

—, *Come mierda. No comas mejor, deja de comer peor*, Vergara, 2022.

BAUDRILLARD, J., *Cultura y Simulacro*, Kairós, 1978.

BENAVIDES DELGADO, J., E. Fernández Blanco, y C. López de Aguilera, *Observatorio de la Publicidad en España 2023*, ESIC Editorial, 2023. Disponible en: <https://www.anunciantes.com/observatorio-la-publicidad/>.

BOLETÍN OFICIAL DEL ESTADO, Decreto 2484/1967, por el que se aprueba el texto del Código Alimentario Español. Disponible en: <https://www.boe.es/eli/es/d/1967/09/21/2484>.

—, Real Decreto 1124/1982, por el que se aprueba la Reglamentación Técnico-Sanitaria para la elaboración, fabricación, circulación y comercio de galletas. Disponible en: <https://www.boe.es/eli/es/rd/1982/04/30/1124>.

—, Real Decreto 858/1984, por el que se aprueba la Reglamentación Técnico-Sanitaria para la Elaboración, Circulación y

Comercio de Salsas de Mesa. Disponible en: <https://www. boe.es/buscar/pdf/1984/BOE-A-1984-10112-consolidado. pdf>.

—, Real Decreto 1052/2003, por el que se aprueba la reglamentación técnico-sanitaria sobre determinados azúcares destinados a la alimentación humana. Disponible en: <https:// www.boe.es/eli/es/rd/2003/08/01/1052/con>.

—, Real Decreto 271/2014, por el que se aprueba la norma de calidad para el yogur o yoghourt. Disponible en: <https:// www.boe.es/buscar/doc.php?id=BOE-A-2014-4515>.

—, Real Decreto 1181/2018, relativo a la indicación del origen de la leche utilizada como ingrediente en el etiquetado de la leche y los productos lácteos. Disponible en: <https://www. boe.es/boe/dias/2018/09/22/pdfs/BOE-A-2018-12837.pdf>.

Cabezas Henríquez, M. F., *Alfabetización alimentaria, autorregulación alimentaria y su asociación con la dieta, estado nutricional y bienestar de adultos en Chile*, 2021. Disponible en: <http://repositorio.udec.cl/jspui/bitstream/11594/6692/1/Tesis%20Alfabetizacion%20alimentaria%2C%20autorregulacion%20alimentaria%20y%20su%20asociacion%20con%20la%20dieta.pdf>.

Caorsi, L., «Comensales cautivos», revista *Ctxt*, 2021. Disponible en: https://ctxt.es/es/20210601/Firmas/36277/comida-ultraprocesada-bebidas-energeticas-aeropuertos-gasolineras-franquicias-Laura-Caorsi.htm.

—, «Esa comida que nos deja sin palabras», revista *Ctxt*, 2021. Disponible en: <https://ctxt.es/es/20210201/Firmas/35000/Laura-Caorsi-alimentos-ultraprocesados-dieta-leguaje-grasas.htm>.

—, «Qué son los ingredientes compuestos y cómo deben figurar en la etiqueta», revista *Consumer*, 2021. Disponible en: <https/www.consumer.es/seguridad-alimentaria/que-es-ingrediente-compuesto-como-figurar-en-etiqueta.html>.

—, «Esa lista de ingredientes no fue escrita para ti», revista *Ctxt*, 2022. Disponible en: <https://ctxt.es/es/20220801/Firmas/40094/ultraprocesados-laura-caorsi-alimentacion-ingredientes-problemas-de-vision-reclamo-nutricional.htm>.

—, «El principal potenciador de la comida basura es el tiempo que te falta», revista *Ctxt*, 2023. Disponible en: <https://ctxt.es/es/20230601/Firmas/42877/ultraprocesados-laura-caorsi-alimentacion-malnutricion-obesogenico-pobresidad-tiempo-dinero-clase-social.htm>.

CASABONA MONTERDE, C., «Ir de compras con los niños sin berrinches, ¿es posible?», revista *Consumer*, 2016. Disponible en: <https://www.consumer.es/alimentacion/ir-de-compras-con-los-ninos-sin-berrinches-es-posible.html>.

DIARIO OFICIAL DE LAS COMUNIDADES EUROPEAS, Reglamento (CEE) 1536/1992 por el que se aprueban las normas comunes para las conservas de atún y de bonito. Disponible en: <https://www.boe.es/doue/1992/163/L00001-00004.pdf>.

DIARIO OFICIAL DE LA UNIÓN EUROPEA, Reglamento 1924/2006 sobre declaraciones nutricionales y propiedades en los alimentos. Disponible en: <https://eur-lex.europa.eu/legal-content/ES/TXT/PDF/?uri=CELEX:32006R1924>.

—, Reglamento (CE) n.º 543/2008 del 16 de junio de 2008 por el que se establecen normas de desarrollo del Reglamento (CE) n.º 1234/2007 del Consejo en lo que atañe a la comercialización de carne de aves de corral. Disponible en: <https://eur-lex.europa.eu/legal-content/ES/TXT/PDF/?uri=CELEX:02008R0543-20121227&from=EN>.

—, Reglamento (CE) n.º 1333/2008 sobre aditivos alimentarios. Disponible en: <https://eurlex.europa.eu/LexUriServ/LexUriServ.do?uri=OJ:L:2008:354:0016:0033:ES:PDF>.

—, Reglamento (UE) n.º 1169/2011 del Parlamento Europeo y del Consejo sobre la información alimentaria facilitada al consumidor. Disponible en: <https://eur-lex.europa.eu/le-

gal-content/ES/TXT/PDF/?uri=CELEX:32011R1169&qid
=1688405246096>.

—, Reglamento (UE) n.º 432/2012 por el que se establece una
lista de declaraciones autorizadas de propiedades saludables
de los alimentos distintas de las relativas a la reducción del
riesgo de enfermedad y al desarrollo y la salud de los niños
Disponible en: <https://eur-lex.europa.eu/legal-content/
ES/TXT/PDF/?uri=CELEX:32012R0432>.

—, Comunicación de la Comisión sobre la aplicación del principio de la declaración cuantitativa de los ingredientes (QUID),
2017. Disponible en: <https://eur-lex.europa.eu/legal-con-
tent/ES/TXT/PDF/?uri=CELEX:52017XC1121(01)&from
=EN>.

—, Reglamento (UE) n.º 2021/2117 que modifica los Reglamentos (UE) n.º 1308/2013, por el que se crea la organiza-ción
común de mercados de los productos agrarios, (UE) n.º 1151/
2012, sobre los regímenes de calidad de los productos agrí-
colas y alimenticios, (UE) n.º 251/2014, sobre la definición,
descripción, presentación, etiquetado y protección de las indicaciones geográficas de los productos vitivinícolas aromati-
zados, y (UE) n.º 228/2013, por el que se establecen medidas
específicas en el sector agrícola en favor de las regiones ultra-
periféricas de la Unión. Disponible en: <https://eur-lex.euro-
pa.eu/legal-content/ES/TXT/PDF/?uri=CELEX:32021R2
117>.

—, Comunicación de la Comisión (C/2023/1190). Preguntas y
respuestas relativas a la aplicación de las nuevas disposiciones de la Unión Europea en materia de etiquetado de vinos
tras la modificación del Reglamento (UE) n.º 1308/2013 del
Parlamento Europeo y del Consejo y del Reglamento Delegado (UE) 2019/33 de la Comisión, 2023. Disponible en:
<https://eur-lex.europa.eu/legal-content/ES/TXT/PDF/?uri
=OJ:C_202301190>.

Ernaux, A., *Mira las luces, amor mío*, Cabaret Voltaire, 2021.

Food Drink Europe, «Datos y tendencias de la industria de alimentos y bebidas de la UE», 2022. Disponible en: <https://www.fooddrinkeurope.eu/wp-content/uploads/2023/01/FoodDrinkEurope-Data-Trends-2022-digital.pdf>.

Fielding-Singh, P., «¿Por qué las familias pobres comen poco saludable? Porque la comida chatarra es usada para demostrar amor», *Los Angeles Times*, 2018. Disponible en: <https://www.latimes.com/espanol/vidayestilo/la-es-por-que-las-familias-pobres-comen-poco-saludable-porque-la-comida-chatarra-es-vista-como-una-forma-d-20180207-story.html>.

Fundación Española del Aceite de Palma Sostenible, *Informe económico del aceite de palma en España 2018*. Disponible en: <https://aceitedepalmasostenible.es/wp-content/uploads/2018/12/Informe-econ%C3%B3mico-del-aceite-de-palma.pdf>.

Fundación Española de Nutrición, «Ingesta dietética de azúcares (añadidos e intrínsecos) y fuentes alimentarias en la población española: resultados del estudio científico ANIBES», 2017. Disponible en: <https://www.fen.org.es/anibes/archivos/documentos/ANIBES_numero_15.pdf>.

—, «La ingesta de sodio procedente de alimentos y bebidas excede los límites recomendados en la población española: estudio científico ANIBES», 2019. Disponible en: <https://www.fen.org.es/anibes/archivos/documentos/ANIBES_numero_30.pdf>.

García, M., *El jamón de York no existe*, La Esfera de los Libros, 2019.

Gil, A., R. Urrialde, G. Varela-Moreiras *et al*, «Posicionamiento sobre la definición de azúcares añadidos y su declaración en el etiquetado de los productos alimenticios en España», *Revista Nutrición Hospitalaria*, 2021. Disponible en: <http://dx.doi.org/10.20960/nh.03493>.

GOMILA BENEJAM, A., «Pierce y la ciencia cognitiva», *Anuario Filosófico*, 29 (3), 1345-1367, 2018, <https://doi.org/10. 15581/009.29.29713>.

HOLLANDS G. J., I. Shemilt, T. M. Marteau, S. A. Jebb, H. B. Lewis, Y. Wei, J. P. Higgins y D. Ogilvie, «Tamaño de porción, paquete o vajilla para cambiar la selección y el consumo de alimentos, alcohol y tabaco». *Revisión sistemática Cochrane*, 2015. Disponible en: <https://www.ncbi.nlm.nih. gov/pmc/articles/PMC4579823/>.

INFORME DE LA NUTRICIÓN MUNDIAL, *Medidas en materia de equidad para poner fin a la malnutrición*. Development Initiatives Poverty Research, Bristol (Reino Unido), 2020. Disponible en: <https://globalnutritionreport.org/documents/605/2020_Global_Nutrition_Report_Spanish.pdf>.

LÓPEZ NICOLÁS, J. M., *Vamos a comprar mentiras. Alimentos y cosméticos desmontados por la ciencia*, Ediciones Cálamo, 2016.

LURUEÑA, M. A., *Que no te líen con la comida. Una guía imprescindible para saber si estás comiendo bien*, Planeta, 2021.

MINISTERIO DE AGRICULTURA, PESCA Y ALIMENTACIÓN, *Informe del Consumo de Alimentación en España 2014*. Disponible en: <https://www.mapa.gob.es/es/alimentacion/temas/ consumo-tendencias/informeconsumoalimentacion2014_tc m30-104149.pdf>.

—, *Informe anual de la industria alimentaria española. Periodo 2021-2022*. Disponible en: <https://www.mapa.gob.es/es/ alimentacion/temas/industria-agroalimentaria/20230126inf ormeanualindustria2021-20224t22ok_tcm30-87450.pdf>.

MONTEIRO, C. A., G. Cannon, R. B. Levy *et al.*, *Clasificación de alimentos NOVA. The star shines bright*. Asociación Mundial de Salud Pública y Nutrición (WPHNA), 2016. Disponible en: <https://archive.wphna.org/wp-content/uploads/ 2016/01/WN-2016-7-1-3-28-38-Monteiro-Cannon-Levy-etal-NOVA.pdf>.

Organización para la Cooperación y el Desarrollo Económico (OCDE), Observatorio Europeo de Sistemas y Políticas de Salud, *Estado de la salud en la UE. España. Perfil de salud del país 2023*. Disponible en: <https://euro healthobservatory.who.int/publications/m/spain-country-health-profile-2023>.

Ojuelos Gómez, F. J., *El derecho de la nutrición*, Amarante, 2018.

Organización Mundial de la Salud, *Directriz: ingesta de azúcares para adultos y niños*, 2015. Disponible en: <https://apps.who.int/iris/bitstream/handle/10665/154587/WHO_NMH_NHD_15.2_spa.pdf>.

—, (2023): *Modelo de perfiles nutricionales de la Oficina Regional para Europa de la OMS,* segunda edición, 2023. Disponible en: <https://www.who.int/europe/publications/i/item/WHO-EURO-2023-6894-46660-68492>.

Organización Panamericana de la Salud, *Plan de acción para eliminar los ácidos grasos trans de producción industrial 2020-2025*, 2020. Disponible en: <https://iris.paho.org/handle/10665.2/52231>.

Palma-Morales, M.; M. D. Mesa-García, y J. R. Huertas, «Consumo de azúcar añadido en niños españoles (7-12 años) y densidad de nutrientes de los alimentos que contribuyen a dicho consumo: un estudio observacional», revista *Nutrients*, 2023, 15, 560. Disponible en: <https://doi.org/10.3390/nu15030 560>.

Patel, R., *Obesos y famélicos. El impacto de la globalización en el sistema alimentario mundial*, Malpaso, 2020.

Pérez-Armijo, P., *Etiquetado frontal de alimentos: percepción, comprensión y cambios en la intención de compra en población española con y sin enfermedades crónicas. Un estudio comparativo entre Nutri-Score y Sellos de Advertencia.* Tesis doctoral. Universidad del País Vasco (UPV/EHU), 2022.

Perona, J. S., *Los alimentos ultraprocesados*, Catarata, CSIC, 2022.

Rodríguez Estrada, A., *El libro de sinAzucar.org*, Pluma de Cristal, 2018.

Statista, «Valor de mercado de alimentos y bebidas de "etiqueta limpia" en todo el mundo de 2020 a 2021, con una previsión para 2026», 2022. Disponible en: <https://www.statista.com/statistics/1344617/market-value-of-fermented-food-ingredients/>.

Unión Europea, *Registro europeo de declaraciones de propiedades saludables de los alimentos*. Disponible en: <https://ec.europa.eu/food/food-feed-portal/screen/health-claims/eu-register>.

Universidad de Carolina del Norte, *Etiquetado frontal de alimentos (FOP). Empoderar a los consumidores y promover dietas saludables*. Programa mundial de investigación alimentaria, 2021. Disponible en: <https://www.globalfoodresearchprogram.org/wp-content/uploads/2022/10/FOP_Factsheet_HSR_update.pdf>.

Agradecimientos

Escribir es solitario por momentos, pero no se puede hacer en soledad. Los proyectos individuales necesitan de un respaldo colectivo, y este libro no es la excepción. Hay muchas personas que, directa o indirectamente, han hecho posible que exista.

Rubén, mi compañero de vida. Gracias por tu inteligencia y por tu amor. Por las dudas pertinentes y las certezas oportunas. Por conocer los ingredientes y leerme como nadie. Sabes, sabemos, que no habría podido hacer esto sin ti.

Mis amigas y amigos. Gracias por ser como sois y estar ahí cada vez que lo necesité. Y perdón por las ausencias. Estas páginas, entre otras cosas, están hechas de todo el apoyo que me disteis y de todo el tiempo que no os di.

Mis familiares más cercanos; especialmente, mi madre. Gracias por enseñarme a aprender. Por los mapas conceptuales y la máquina de escribir, el microscopio y las meriendas con *scones*. Gracias por darme el mejor punto de partida posible con tus esfuerzos sostenidos y tempranos.

Mis compañeros de travesía alimentaria. Julio Basulto y Francisco José Ojuelos: ya he perdido la cuenta de todo lo que os debo. Ojalá algún día os pueda retribuir tantísima generosidad. Juan Revenga, Beatriz Robles, Miguel A. Lurueña, Daniel Ursúa, Javier S. Perona, Gemma Del Caño, José María Capitán,

Mario Sánchez, Antonio Estrada, Diego Martínez-Guinea, José Serrano, Aitor Sánchez, Miguel Mateo, Patricio Pérez Armijo y Miguel Ángel Granado: las páginas de este libro también están hechas de vuestro saber, vuestras batallas y vuestro espíritu quijotesco. La interdisciplinariedad es fuente de aprendizaje y riqueza; gracias a todos por despertar mi curiosidad y enseñarme cosas distintas y nuevas.

Mis colegas de profesión. María Huidobro, Ana Lamas, Inma Garrido, Javier Olivares, Miguel Mora, Almudena Ávalos, Mikel López Iturriaga, Mònica Escudero, Rosa Cuevas, Mónica de la Fuente, Diana Oliver, Daniel Ayllón, Salomé García, Alicia Vives y Elisa Plumed: gracias por las oportunidades, la confianza, el aprecio y el interés. Gracias por la lectura y la escucha, y por darme espacios donde pensar, construir y compartir discurso sobre lo que comemos.

Oriol Masià, mi editor. Gracias por el trato exquisito. Por el cuidado del texto y del contexto. Por creer en el proyecto, dejarlo crecer y transformar un compendio de fantasías en esta ilusionante realidad.